在宅看護・地域医療にかかわる全スタッフ必携！

パーキンソン病の看護と日常生活支援

マインドマップ®とイラストで実践ポイントが一目でわかる。解説でエビデンス理解が深まる。

アセスメント・看護技術がよくわかるAR動画付き！

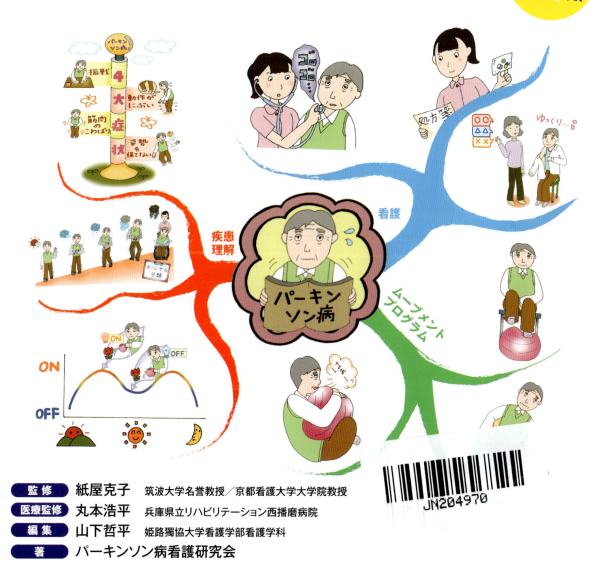

監修　紙屋克子　筑波大学名誉教授／京都看護大学大学院教授
医療監修　丸本浩平　兵庫県立リハビリテーション西播磨病院
編集　山下哲平　姫路獨協大学看護学部看護学科
著　パーキンソン病看護研究会

MCメディカ出版

緒 言

　世界に先駆けて超高齢社会を迎える日本は、2025 年までに高齢者 3,500 万人のうち 2,200 万人が後期高齢者となることが予測されています。このような状況を踏まえて看護領域では、要介護者の増加に備えることが喫緊の課題となっています。疾患の後遺症や廃用障害などで介護を必要とする高齢者への適切な看護活動は、日々の QOL（quality of life、生活の質）向上に貢献するだけでなく、要介護者の減少にも期待できます。そのような、適切な看護が効果を発揮する疾患の一つにパーキンソン病（PD：Parkinson disease）を挙げることができます。

　パーキンソン病は難病の一つで、罹病者は 15 万人から 16 万人と増大の傾向にあります。その背景には、パーキンソン病が高齢になるほど発症率が高い疾患であること、また診断技術の向上により、従来パーキンソン病と診断されずに経過してきたケースが顕在化していることなどが考えられます。運動障害を主たる症状とするパーキンソン病は、加齢によって身体機能が衰退していくプロセスに加えて、生活行為の遂行が妨げられることから QOL が低下し、要介護者となる可能性が高くなります。パーキンソン病は知名度の高い疾患ですが、パーキンソン病の症状は多種多様で、アセスメントやケアが非常に難しく、治療法が、薬物と運動（リハビリテーション）が主流であることからも、パーキンソン病に特化した看護の専門書が国内においては少ないのが現状です。

　このたび，臨床経験をベースに医学的な解説を踏まえながら、パーキンソン病に関する理解と実践の根拠についてもわかりやすく、パーキンソン病看護の専門性をひろく紹介すべく、本書を企画・刊行する運びとなりました。奥が深く難しいパーキンソン病の看護ですが、高齢者看護などの基本としてよく知られているものは重複を避け、パーキンソン病看護の専門的視点から必要な看護活動に注目して展開記述しています。

　本書が、パーキンソン病看護で悩む臨床家の一助となり、パーキンソン病患者の QOL 向上を目指す専門領域看護の可能性を拓く端緒となれば幸いです。

2019 年 1 月吉日

筑波大学名誉教授　紙屋克子

パーキンソン病看護研究会・編集委員会

(敬称略)

監 修

紙屋克子　かみや・かつこ　（筑波大学名誉教授／京都看護大学大学院教授）

医療監修

丸本浩平　まるもと・こうへい　（兵庫県立リハビリテーション西播磨病院　リハビリテーション科医長 兼　神経内科医長）

編 集

山下哲平　やました・てっぺい　（姫路獨協大学看護学部看護学科助教）

執 筆　(50音順)

青木容子　あおき・ようこ　（株式会社 Leap 訪問看護ステーションブレックス　NICD 学会認定看護師／マインドマップ® アドバンスプラクティショナー）

池田万喜子　いけだ・まきこ　（〔専〕京都中央看護保健大学校看護保健学科副学科長）

宇佐見希子　うさみ・のりこ　（社会医療法人厚生会 木沢記念病院看護主任　NICD 学会認定看護師）

紙屋克子　かみや・かつこ　（筑波大学名誉教授／京都看護大学大学院教授）

黒岩恭子　くろいわ・きょうこ　（村田歯科医院院長）

副島和美　そえじま・かずみ　（京都第二赤十字看護専門学校教務主任／トニー・ブザン公認マインドマップ® インストラクター［TBLI］）

玉井和子　たまい・かずこ　（社会福祉法人 あじろぎ会 宇治病院 NICD 学会認定看護師）

丸本浩平　まるもと・こうへい　（兵庫県立リハビリテーション西播磨病院 リハビリテーション科医長 兼 神経内科医長）

山下哲平　やました・てっぺい　（姫路獨協大学看護学部看護学科助教）

渡邉江身子　わたなべ・えみこ　（〔専〕京都中央看護保健大学校看護保健学科学科長）

イラスト

柏原真由美　かしはら・まゆみ　（JPHAA 公認パステル和［NAGOMI］アートインストラクター／看護師）

マインドマップ®

副島和美　そえじま・かずみ　（京都第二赤十字看護専門学校教務主任／トニー・ブザン公認マインドマップ® インストラクター［TBLI］）

執筆協力

坪田憲明　つぼた・のりあき　（兵庫県立リハビリテーション西播磨病院看護師）

「メディカAR」の使い方

「メディカAR」アプリを起動し、ARマークのついた図をスマートフォンやタブレット端末で映すと、動画を見ることができます。

■アプリのインストール方法

お手元のスマートフォンやタブレットで、App Store（iOS）もしくはGoogle Play（Android）から、「メディカAR」を検索し、インストールしてください（アプリは無料です）。

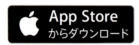   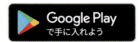

■アプリの使い方

①「メディカAR」アプリを起動する

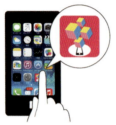

※カメラへのアクセスを求められたら、「許可」または「OK」を選択してください。

②カメラモードで、ARマークがついた図全体を映す

↓

コンテンツが表示される

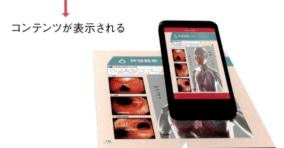

○ 正しい例　✕ 誤った例

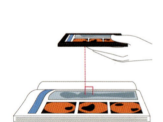

頁が平らになるように本を置き、ARマークのついた図とカメラが平行になるようにしてください。

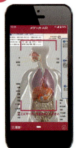

ARマークのついた図全体を画面に収めてください。ARマークだけを映しても正しく再生されません。

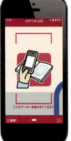

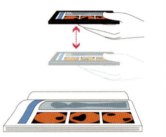

読み取れないときは、カメラをARマークのついた図に近づけたり遠ざけたりしてください。

＊アプリを使用する際は、Wi-Fi等、通信環境の整った場所でご利用ください。
＊iOS／iOS、Androidの機種が対象です。動作確認済みのバージョンについては「メディカAR」サイトをご確認ください。　https://www.medica.co.jp/topcontents/ng_ar/
＊ARコンテンツの提供期間は本書発行日（最新のもの）より3年間有効です。
　有効期間終了後、本サービスは読者に通知なく休止もしくは終了する場合があります。
＊ARコンテンツおよび動画の視聴は無料ですが、通信料金はご利用される方のご負担となります。
　パケット定額サービスに加入されていない方は、高額になる可能性がありますのでご注意ください。
＊アプリケーションダウンロードに際して、万一お客様に損害が生じたとしても、当社は何ら責任を負うものではありません。
＊当アプリケーションのコンテンツ等を予告なく変更もしくは削除することがあります。
＊通信状況、機種、OSのバージョンなどによっては正常に作動しない場合があります。ご了承ください。

「メディカAR」

マインドマップ®（Mind Map®）

マインドマップ®（Mind Map®）とは

　マインドマップ®とは、トニー・ブザン（Tony Buzan）が、1960年代に発表した思考ツールで、脳で行われる多面的で放射状の思考を視覚的に表したものです。視覚的なグラフィックが創造と連想を刺激し、それによって想像力と記憶力が向上します。この方法は、古代ギリシャ人の記憶法と脳科学の知識を基に考え出されています。

　マインドマップ®は、アイデアが浮かぶままに書く場合や、階層化して描く場合などさまざまな活用の仕方があります。1枚の紙面に情報が整理されるカラフルなノート術は、小学生はじめ高齢者、受験生、医学生や看護学生、ビジネスマンなど、幅広い対象が使っています。

マインドマップ®の基本用語

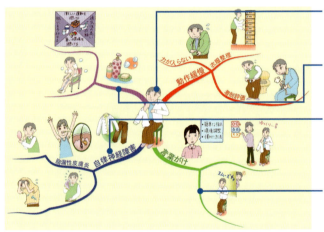

セントラルイメージ
マインドマップ®の中心に描く、テーマを表すイメージ（絵など）のこと。

メイン・ブランチ
セントラルイメージから直接伸ばす木の枝のような太い曲線のこと

基本アイデア（BOI：basic ordering idea）
メイン・ブランチの上に書くキーワード（キーイメージ）で、テーマについての見出しに相当する。

サブ・ブランチ
メイン・ブランチの先から伸ばす第2階層以下のブランチのこと

本書での活用法

　マインドマップ®はブランチの先に、さらにブランチをつなげて書き足すことが容易にできます。メモや気づきなどを、既存のブランチにつなげて書き足して、自分だけのマインドマップ®にすることができます。メイン・ブランチを書き足して、項目を加えてもよいでしょう。

引用・参考文献

トニー・ブザン．近田美季子監修．石原薫訳．マインドマップ最強の教科書―脳の可能性を引き出す実践的思考術．東京，小学館集英社プロダクション，2018，216p．

（副島和美）

パーキンソン病の看護と日常生活支援

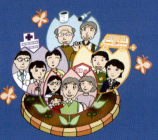

目次

緒言	3
パーキンソン病看護研究会・編集委員会	5
「メディカAR」の使い方	6
マインドマップ®（Mind Map®）	7
はじめに	10

I章　パーキンソン病とは

1. 国内におけるパーキンソン病の疫学 … 14
2. パーキンソン病の歴史 … 14
3. パーキンソン病の病態 … 15
4. パーキンソン病の診断 … 18

II章　運動症状に対する治療

1. 薬物治療 … 20
2. 非薬物治療 … 24

III章　症状と対応

1. 無動・寡動 AR動画 … 32
2. 筋強剛（筋固縮） … 34
3. 振戦 AR動画 … 36
4. 姿勢反射障害 AR動画 … 38
5. すくみ足・姿勢異常 AR動画 … 40
6. 自律神経障害（①心血管系、②消化器系、③泌尿器系） … 44
7. 睡眠障害 … 52
8. 精神症状 … 60
9. 認知機能障害 … 66
10. 感覚障害 … 70
11. その他（疲労、体重減少・低栄養） … 72

| 監 修 | 紙屋克子 | 筑波大学名誉教授／京都看護大学大学院教授 | 編 集 | 山下哲平 | 姫路獨協大学看護学部看護学科 |
| 医療監修 | 丸本浩平 | 兵庫県立リハビリテーション西播磨病院 | 著 | パーキンソン病看護研究会 | |

IV章　日常生活における看護

1. 食事 ･････････････････････････････ 78
2. 排便 ･････････････････････････････ 86
3. 排尿 ･････････････････････････････ 92
4. 移動・活動 ･･･････････････････････ 98
5. 更衣・保清 ･･･････････････････････ 106
6. コミュニケーション ･････････････ 112
7. 内服管理 ･････････････････････････ 118

V章　リスクに関する看護

1. 窒息 ･････････････････････････････ 124
2. 転倒 ･････････････････････････････ 128
3. その他の注意事項 ･･･････････････ 134

VI章　患者の QOL を向上させる看護実践

1. ナーシングムーブメントプログラム ･･･ 140
2. ナーシングムーブメントプログラムの実際 AR動画 ･･･ 142
3. パーキンソン病患者の口腔ケア ･･･ 148
4. 口腔ケアとリハビリテーションの実際 ･･･ 160
5. 嚥下の評価（嚥下造影検査、嚥下内視鏡）AR動画 ･･･ 168

VII章　その他

1. パーキンソン病看護の観察・チェックリスト ･･･ 172
2. パーキンソン病の公的支援 ･････････ 176
3. 重症度分類別のパーキンソン病看護 ･･･ 177
4. 用語解説 ･･･････････････････････････ 181

索引 ･･････････････････････････････････ 185
おわりに ･････････････････････････････ 191

はじめに

1 パーキンソン病とは

　パーキンソン病は神経難病の一つとして数えられる進行性の病気です。運動に障害が出て、動きが遅くなったり、動作の範囲が小さくなったりする症状が特徴です。

　パーキンソン病の運動障害は、脳卒中による麻痺とは違い、運動をうまくコントロールができなくなるイメージです。ちなみに脳卒中もダメージを受ける場所によっては、同じような症状が出ます。このように違う病気によってパーキンソン病と似た症状が出ることは、パーキンソン症候群と呼びます。

2 パーキンソン病の原因

　いろいろな説がありますが、いまだはっきりした原因はわかっていません。

　ただ、運動の遅さ、動作の範囲の小ささについては、脳内にある種のタンパク質がたまり、これにより黒質緻密部（脳の中心あたり）のドパミン神経細胞へ影響を与え、ドパミン※の出る量が少なくなることが主な原因と言われています。

　※ドパミンは主に運動調節、意欲、学習などに関係している神経伝達物質です。

3 パーキンソン病の症状

　有名な症状として、振戦（ふるえ）、無動（動作のにぶさ）、筋強剛（筋固縮、筋肉のこわばり）、姿勢反射障害（姿勢を保てない）があり、これを四大症状と呼びます。これらは運動症状ですが、実はパーキンソン病の症状全体のほんの一部、氷山の一角にすぎないと言われています。

　パーキンソン病の症状の多くを占める非運動症状として自律神経障害がありますが、これに関連する症状としては、便秘、排尿障害、起立性低血圧・食事性低血圧・臥位高血圧といった血圧変動の症状、ほかにも多汗、流涎（りゅうぜん）、胃内容排出遅延などが挙げられます。それ以外の症状として、アパシー（意欲の低下）、睡眠障害、うつ、幻覚といった精神症状や、衝動制御障害（我慢できなくなる）といった行動異常も現れることがあり、パーキンソン病の症状は多岐にわたります。

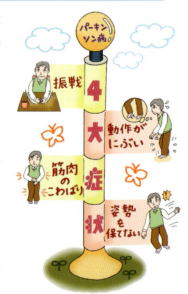

4 パーキンソン病の治療

完全に病気を治す方法はなく、主に症状を軽くする薬物治療が中心です。
ほかにも外科手術や運動療法などがあります。

5 パーキンソン病の看護

パーキンソン病の看護において最も重要なのはアセスメントです。

運動障害など表に出てきている症状を適切にとらえ判断するのはもちろんのこと、自律神経障害など一見しただけではわからない症状をとらえることが必要です。

また、薬の効果や副作用も十分に理解して対応することが大切です。

たとえば、ジスキネジア（意思に反して手足が勝手に動いたりする症状）は、パーキンソン病特有の症状と思われがちですが、抗パーキンソン病薬の長期服用やドパミンの効果を補充する薬が効きすぎた場合に出現します。

このようにパーキンソン病の症状と薬効や副作用、他の疾患の症状、高齢による機能低下など、多くの知識と視点をもった難しいアセスメントが求められます。

看護師によって適切な判断ができれば、多職種と協同して、本人や家族にとって最も良い方向へ調整していくことができ、QOL（quality of life）に大きく貢献できる可能性を秘めています。

6 本書では

パーキンソン病の難しい病態や症状、看護について理解していただけるように、イラストやマインドマップ® を用いています。また、文章やイラストだけではわかりにくい症状については、動画で学べるようにしています。

本書前半では、病態や治療、症状と対応、日常生活・リスクにおける看護を中心に、本書後半では病院・施設、在宅で実践できる看護プログラムや、歯科医師による口腔ケアを紹介しています。また、理解が進むようにパーキンソン病看護についての項目別チェックリストや重症度分類別の看護を加えています。さらに深く内容を学びたい場合は、引用・参考文献や「パーキンソン病 診療ガイドライン 2018」をご参照ください。

(山下哲平)

I. パーキンソン病とは

I パーキンソン病とは

1 国内におけるパーキンソン病の疫学

1 発病

ピークは 60 歳代後半で、40 歳より前の発病は若年性パーキンソン病と呼ばれています。発症に老化が関連していると言われており、ほとんどが中高齢者に発症する疾患です。

2 有病率

パーキンソン病の有病率は人口 10 万人あたり 150 人程度で、50 歳以上では 100 人に 1 人とも言われており、医療関係者にとっては common disease（発生頻度の高い一般的な病気）と言えます。これに基づいて推計すると、パーキンソン病患者は日本に現在 15 万〜20 万人（平成 24 年特定医療受給者証保持者数から推計で約 11 万人以上）とされています。

3 種類

95% は孤発性（遺伝に関係なく起こる）パーキンソン病ですが、5% は遺伝性です。現在まで 20 数個の遺伝性病型が知られています。遺伝性パーキンソン病の共通点は、黒質に障害があること、L-ドパが有効なことがありますが、知的機能障害、核上性眼球運動障害、錐体路徴候を示し孤発性パーキンソン病との違いもあります。

2 パーキンソン病の歴史

1817 年ロンドンの博物学者で医師でもあったパーキンソン（James Parkinson, 1755〜1824）は、「An Essay on the Shaking Palsy」という小冊子を出版し報告しました。Parkinson は粗大な振戦と運動障害を特徴とする疾患について、詳細な臨床観察に基づき、特徴的症候である安静時に増強する振戦、症候の非対称性、動作緩慢、姿勢反射障害、前傾姿勢、小刻み歩行、加速現象を克明に記載しています。1888 年にパリのサルペトリエール病院のシャルコー教授（Jean-Martin Charcot, 1825〜1893）が Parkinson の業績をたたえ、パーキンソン病と命名しました。彼は神経学的所見として、筋強剛（筋固縮）についても記載し、現在四大症状とされている、振戦、筋強剛（筋固縮）、無動／動作緩慢、姿勢反射障害がそろいました。また 19 世紀シャルコーの命名から 20 世紀の終わりまで、パーキンソン病は運動障害の病気だと理解されてきました。その後、精神症状が出現することが多いため、neuropsychiatric disorder（精神・神経疾患）と理解するべきだと述べられました。しかし、その後 10 年を経ずして解釈は大きく変わり、全身の神経系疾患だと理解されるようになりました。

3 パーキンソン病の病態

　パーキンソン病は、α-シヌクレインというタンパク質の異常蓄積が起こり、レビー小体が出現し、黒質緻密部のドパミン神経細胞が変性、脱落する疾患です。それにより神経の投射先である線条体におけるドパミンが枯渇し運動症状が発現する疾患とされています。さらに近年、パーキンソン病は大脳皮質や自律神経系にもレビー小体が蓄積し、認知機能低下や自律神経障害も伴いうる疾患と認識されるようになってきましたが、やはり症状の主体は黒質・線条体に関係する運動症状です。発病のきっかけは、遺伝的要因に神経毒、神経炎症、酸化ストレス、ミトコンドリア異常、マイトファジーの異常などの追加因子が加わって起こると考えられていますが、いまだはっきりと原因はわかっていません（図1）。

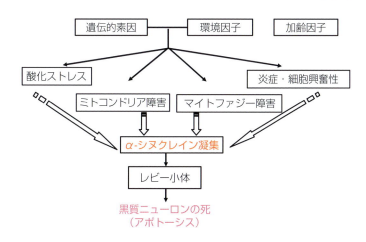

図1 ■ パーキンソン病の病態生理・生化学

1 パーキンソン病の病期分類

　症状の進行は運動症状で分類され、ホーン・ヤール（Hoehn-Yahr）重症度分類を用いて分けられることが一般的で、1度から5度まであります。症状は左右のどちらか片方から出現することが多く、1度は片側症状、2度は両側症状、3度は姿勢反射障害が出現するが歩行などの日常生活が自立レベル、4度では日常生活に一部介助が必要レベル、5度は全介助で寝たきりレベルです。

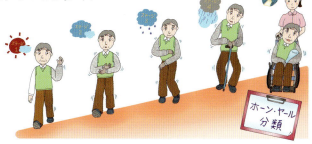

2 パーキンソン病と大脳基底核／線条体

　パーキンソン病における運動障害であるパーキンソニズムの出現には大脳基底核の機能障害が関連していると言われています。その大脳基底核の機能は難解で、いまだ多くの謎に包まれています。動物モデルにおいて、中枢神経系ドパミン神経の特異的脱落をきたす1-methyl-4-phenyl-1,2,3,6-tetrahydropyridine（MPTP）や、過剰のドパミン受容体遮断薬が投与されると無動、筋強剛（筋固縮）を主徴とするパーキンソニズムが再現されうることから、線条体におけるドパミン欠乏がパーキンソン病の病態生理の中心であるという説が広く支持されています[1,2]。しかし、線条体のドパミン欠乏がパーキンソニズムを引き起こす病態機構の詳細は未解決のままであるため、さらなる研究が必要とされています。

3 正常基底核回路

　大脳基底核は、解剖学的に線条体（尾状核、被殻）、淡蒼球（外節、内節）、視床下核および黒質（網様部、緻密部）からなっています。異なった大脳皮質からの入力を受けて、大脳基底核は運動抑制、認知機能、情動、学習などの機能を担っています。大脳基底核の主要な神経回路の基本構造を図2に示します[3]。古くから提唱されているパーキンソン病の病態仮説としては、直接路・間接路活動性のバランスが障害されることによる淡蒼球内節／黒質網様部の過剰興奮により視床が抑制されることが原因とされています。しかしこれは症状の一部しか説明できず、まだまだわからないことだらけです。

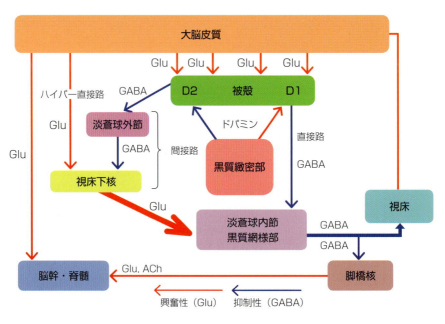

図2　正常基底核回路

パーキンソン病の基底核運動回路活動異常を図3に示します。パーキンソン病では、黒質緻密部のドパミン作動性神経が変性・脱落します。それにより役割の違うD1受容体とD2受容体の障害が起こりさまざまな症状を起こすとされています。基底核運動回路には3つの経路があると言われ直接路、間接路、ハイパー直接路があります。D1受容体を介する直接路への興奮性入力が減弱して、被殻の活動性が低下、その結果として淡蒼球内節／黒質網様部は脱抑制され過剰に興奮し、最終的に視床の神経活動は低下します。他方、D2受容体を介する間接路への抑制性入力が減弱して、被殻の活動性が亢進、結果的に淡蒼球外節の神経活動は低下し、視床下核は脱抑制されて淡蒼球内節／黒質網様部活動は亢進し、最終的に視床の活動が同様に低下します。このようにパーキンソン病におけるドパミンの欠乏は、いずれの経路を経由しても淡蒼球内節／黒質網様部の活動を亢進させる方向に作用します。

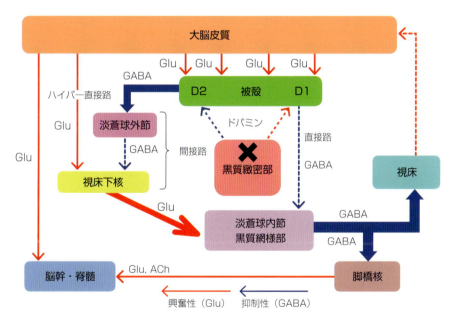

図3 ドパミン欠乏状態の基底核回路

4 パーキンソン病の診断

　パーキンソン病は血液検査、脳の CT や従来の MRI では異常は現れません。

　心臓の交感神経の状態を調べる MIBG（meta-iodobenzylguanidine）心筋シンチグラフィーや脳の線条体のドパミントランスポーターの機能の評価で異常がみられることがありますが、アイソトープを使うため検査可能な医療機関は限られます。診断は、症状から判断し、他の疾患ではないか、何かの薬の副作用ではないか、つまりパーキンソン症候群でないかを除外していきます。そのうえでパーキンソン病の薬を試してみて有効であればパーキンソン病と臨床診断します。診断は専門の医師でも難しいことがあり、診断後も常に再評価が必要です。

表 ■ パーキンソン症候群からの除外

1	進行性核上性麻痺（PSP）：核上性眼球運動障害、病初期からよく転倒する
2	脊髄小脳変性症／多系統萎縮症：小脳失調、自律神経症状、錐体路症状
3	びまん性レビー小体型認知症（DLB）／PD に伴う認知症（PDD）
4	皮質基底核変性症：高次脳機能障害、他人の手徴候、ミオクローヌス、ジストニア
5	アルツハイマー病：記憶障害を主体とする認知症
6	前頭側頭型認知症：人格変化、行動異常
7	脳血管障害：局所神経徴候
8	薬剤：抗精神病薬やパーキンソン症状を引き起こす薬剤の履歴
9	中毒：マンガン、一酸化炭素
10	代謝性：副甲状腺機能低下症、Wilson 病（銅）、脳内鉄沈着を伴う神経変性症（NBIA）
11	パーキンソン認知症複合：筋萎縮性側索硬化症（ALS）の家族歴、精神症状とパーキンソン症状

引用・参考文献

1) Marsden, CD. Parkinson's disease. Lancet. 1990, 335(8695), p.948-952.

2) Lang, AE. ; Lozano, AM. Parkinson's disease. First of two parts. The New England journal of medicine. 1998, 339(15), p.1044-53.

3) Parent, A. ; Hazrati LN. Functional anatomy of the basal ganglia. I. The cortico-basal ganglia-thalamo-cortical loop. Brain research Brain research reviews. 1995, 20(1), p.91-127.

（丸本浩平）

Ⅱ. 運動症状に対する治療

Ⅱ 運動症状に対する治療

1 薬物治療

　残念ながら現時点では根本的に病気を治す方法はありません。治療は脳内で不足するドパミンを補うL-ドパや補助的な薬剤を使う薬物療法が中心です。医療関係者はこの薬についても知識を持ち、患者に服薬管理のアドヒアランスを上げるための工夫が必要になってきます。アドヒアランスとは患者が積極的に治療方針の決定に参加し、その決定に従って治療を受けることであり、良好な医療者との関係の下に可能なことです。パーキンソン病患者は不安、幻覚妄想などの精神症状や認知機能障害を伴うこともあり、飲み忘れや混乱がないように投薬はよりシンプルに1日数回の投与回数でみていきたいのですが、進行とともに薬の数が増えて、頻回投与となることが多く、薬ケースなどを用いたり、タイマーを使用したり工夫が必要です。また家族や介護者に服薬管理をゆだねなければならない場合もあります。

1 初期の治療

　早期のパーキンソン病を未治療のまま経過観察し治療が遅れることによって、障害が固定化するリスクがあります。そのため、特別な理由がなければ、診断後に早期に治療を開始するように提案されています。しかし治療薬の副作用やコストなどの問題があり、また、治療開始時期を決定する明確なエビデンスもありません。支障が出てくれば、65歳以下で発症した比較的若い方には、運動合併症のリスクがあるため、ドパミンアゴニストやMAO-B阻害薬で治療を開始します。高齢（66歳以上）発症の方や、早期から精神症状、認知機能障害が強い場合はL-ドパで治療を開始します。高齢や精神症状、認知機能障害がなくても仕事などの都合で症状の改善を強く希望する場合はL-ドパで治療を開始します。そして症状の改善が十分でなくなれば、その後L-ドパか、ドパミンアゴニストや補助薬を追加し、または増やしていきます（パーキンソン病診療ガイドライン，2018）。

2 進行期の治療

　パーキンソン病では薬がよく効くハネムーン期が5年程度あると言われています。しかし、進行期になると運動合併症、非運動合併症が問題となってきます。運動合併症には**表1**のようなものがあります。

　進行期の運動合併症への対策としては、L-ドパを頻回に内服し、効果が長めの薬に変更し、注射製剤（アポモルヒネ）を活用するといった方法が取られます。また、L-ドパの吸収を良くするために、空腹時に服用する、粉砕してレモン水やビタミンCと一緒に内服する、胃腸の働きを高める薬を一緒に飲む、などの方法があります。また、認知機能障害、精神症状などの出現により、処方どおりの服薬が守られていない可能性も考慮して、患者、家族や介護者に十分に話を聞いて服薬情報を集めることも怠ってはなりません。

表1 ■ パーキンソン病で起こる運動合併症

日内変動 （wearing off phenomenon、 すり減り現象）	薬の効く時間が短縮し、次の服用までに効果が消える（パーキンソン病の進行に伴って、ドパミンを保持する神経終末が減少するためとされています）。
on-off 現象	L-ドパの服用時間と関係なく症状が突然に良くなったり（on）、悪くなったりする（off）。
on の遅れ	L-ドパの効果が出るまで時間を要する。
no-on（on の消失）	L-ドパを服用しても効果を認めない。
不随意運動 （ジスキネジア）	体の一部が勝手に動き、止まらない、口唇をかむ、しゃべりにくい、じっとできない、手足を思ったように動かしにくい。

　上記の工夫をしても運動合併症が持続して、それが日常生活に支障が出るようであれば脳深部刺激療法（deep brain stimulation：DBS）などの外科的治療、L-ドパ腸管内持続投与療法などの適応がないかをかかりつけ医に相談する必要があります（パーキンソン病診療ガイドライン，2018）。

　本書は専門看護書であるため、現在使用されている薬剤の概略を**表2**に記載しますが、薬物治療の詳細はこれまで多数出版されている医学書、また各薬剤の添付文書を参考にしてください。

表2 ■ パーキンソン病薬物治療に使われるおもな薬剤

L-ドパ（レボドパ）・末梢性ドパ脱炭酸酵素阻害薬（DCI）配合剤	脳内で不足するドパミンを補充する中核治療薬です。脳の中へ取り込まれ代謝され、不足しているドパミンになります。早期から多量に使用すると、症状の日内変動などの運動合併症が出やすいとされ、服用に注意が必要です。ネオドパストン®、ドパコール®、メネシット®、マドパー®、イーシードパール®などがあります。
空腸投与用L-ドパ・カルビドパ水和物配合剤（L-ドパ腸管内持続投与療法）	L-ドパは半減期が短いことが最大の欠点で日内変動などの運動合併症が出やすいとされていました。その欠点を克服するために腸管内に持続的にドパを投与する方法が2016年から使用できるようになりました（デュオドーパ®）。腸瘻造設やデバイスに関わる有害事象があり、適応は慎重に決める必要があります。
ドパミン受容体作動薬（ドパミンアゴニスト）	脳内でドパミン受容体を刺激し、ドパミンのように作用します。L-ドパに比べて作用時間が長く、症状の日内変動を軽くすることができます。パーロデル®、ペルマックス®、カバサール®、カベルゴリン®など麦角系と、ビ・シフロール®、レキップ®などの非麦角系があります。麦角系は心臓弁膜症をきたすことがあり、まず非麦角系から使用します。最近ミラペックス®やレキップ（CR）®など長時間作用する薬が使われています。またニュープロ®という張り薬も新しく使えるようになり、皮膚からの吸収作用で症状の変動を小さくできる可能性があります。
アポモルヒネ	非麦角系のドパミンアゴニストの注射薬（アポカイン®）です。既存のパーキンソン病薬の増量で十分な効果が現われないoff症状に対し、レスキュー的に使用し、症状の速やかな一時的改善が期待されます。患者が自己注射をします。一日の注射回数は5回までで、注射の間隔は2時間以上あける必要があります。
モノアミン酸化酵素B（MAO-B）阻害剤	脳内でドパミンの分解を抑制し、効果を延長します。エフピー®があります。1日1回（朝）か1日2回（朝、昼）使用します。主にL-ドパと併用して日内変動に対して使っていましたが、2015年12月から病初期から単独投与でも使うこともできるようになりました。立ちくらみ、幻覚、ジスキネジアが出ることがあります。覚醒剤原料になるために、その管理を厳密に扱う必要があったり、抗うつ薬との併用が禁忌であったり使用上の注意が必要です。 そこで、2018年から新たなMAO-B阻害剤であるアジレクト®が発売されました。これは覚醒剤原料ではなく、管理が簡便になりました。単独投与も可能です。

カテコール -O- メチル基転移酵素（COMT）阻害薬	L-ドパと併用することで、脳に入る前にL-ドパが分解されることを遅らせ、脳に入りやすくします。症状の日内変動に使用します。コムタン® があります。L-ドパの副作用が出ることがあります。尿が赤く着色しますが、問題はありません。 L-ドパとの合剤であるスタレボ® も使えるようになり、薬の数を減らす工夫もできるようになりました。
アマンタジン	ドパミン神経終末からドパミンの放出を促進します。シンメトレル®、アマンタジン塩酸塩® などがあります。ジスキネジアの治療にも用います。副作用でむくみや幻視が出ることがあります。
抗コリン薬	ドパミン系が低下することで相対的に優位になった脳内のコリン系を抑制するために使用します。古くからアーテン®、アネキトン® などがあります。口渇・便秘・物忘れなどの副作用があります。
ドロキシドパ	脳内に不足しているノルアドレナリンを補充します。特にすくみ足症状に使用されます。起立性低血圧にも使用することがあります。ドプス®、ドロキシドパ® があります。
ゾニサミド	もともとはてんかんの薬です。L-ドパの作用を増強・延長します。振戦や日内変動に対して投与します。ジスキネジアや幻覚が出にくいとされます。トレリーフ®、ゾニサミド® があります。使用量が1日25mgから50mgまでに増量されました。
アデノシン A2A 受容体拮抗薬（イストラデフィリン）	脳内でドパミンは神経系に対し抑制的に働き、アデノシンは興奮的に働いています。パーキンソン病ではドパミンが不足する結果、アデノシンが優位になり神経系を過剰に興奮させ、その結果、運動障害が出現すると言われています。この薬はアデノシン A2A 受容体を阻害し、アデノシンの働きを抑え、ドパミンとのバランスをとる作用があります。L-ドパで治療中の日内変動に使う、新しいタイプの薬です。ノウリアスト® があります。

Ⅱ 運動症状に対する治療

2 非薬物治療

1 外科的治療

パーキンソン病に対して行われている手術は、大きく2つに分けられます。1つ目は昔から実施されている破壊術です。主に視床中間腹側核（Vim）、淡蒼球内節（GPi）などをターゲットとします。2つ目は現在主流になってきている脳深部刺激療法（DBS）で、主に視床下核（STN）、視床中間腹側核（Vim）、淡蒼球内節（GPi）などがターゲットです。現在ではさまざまな薬剤を服用しているにもかかわらず症状のコントロールが必要な場合、または副作用がある場合に、DBS を検討します[1]。一般的には脳内の視床下核（STN）に電極を埋め込み、電気刺激を送ることで神経細胞の興奮を抑えます。手術を行っている施設は限られ、施設によって適応の基準も異なりますが、70歳以下であること、L-ドパの反応があること、薬が効いているときに独歩可能なレベルであること、認知症がないことなどが適応の基準になります。DBS の効果としては、off 状態の底上げ、on 症状の向上により L-ドパの減量、ジスキネジアの軽減が期待されます。しかし、効果が出にくい症状もあります。姿勢異常、歩行、バランス、認知機能障害、痛みなどには一般的に効果が出にくいと言われています。

合併症としては周術期の出血、感染、長期的には認知機能悪化、精神症状の悪化、音声障害などがあります[2]。デバイスの進歩や刺激の調整により、合併症を軽減させる工夫も考案されてきています。DBS に関しても家族の協力が必要なために本人の状態だけでなく家族背景などを聴取して、協力態勢が取れるかを確認、指導していく必要があります。

2 リハビリテーション

『パーキンソン病診療ガイドライン 2018』には、「薬物療法や外科治療とともに運動療法を行うことで運動症状の改善が得られ有用である」と記載されています。薬物療法・外科的治療の得意とする症状やリハビリテーションが得意とする症状を理解して（図）、看護師を含めた医療関係者は患者を必要な病院、施設に連携することが重要です。

リハビリテーションのエビデンスとその種類やそれぞれの効果に関しては、欧州の患者支援団体である ParkinsonNet（https://www.parkinsonnet.nl/）と欧州諸国の理学療法学会グループが中心となった 20 団体により 2014 年に新たに出版された European Physiotherapy Guideline for Parkinson's Disease に詳しく記載されており、参考にしてください。

3 パーキンソン病に対する運動療法の意義

パーキンソン病に対する運動療法の意義としては、次のようなことが期待されています[3]。

①パーキンソン病の直接の症状に対しての効果

②直接の症状から引き起こされた不動による廃用症候群に対しての効果

③脳の可塑性の誘導による神経保護作用

　これらの効果は、運動によりパーキンソン病患者のドパミン受容体結合能の増加、脳血流や神経栄養因子の増加、酸化ストレスの減少により脳可塑性が誘導されると推測されています。実際、中枢神経系ドパミン神経の特異的脱落をきたすパーキンソン病モデル動物で、運動による神経保護作用が示されています[4]。大規模なコホート調査でも中等度以上の運動をしている人はパーキンソン病の発症リスクが低く[5]、定期的に運動をしているパーキンソン病患者では運動機能、認知機能、QOLの低下がゆるやかになることが示されました[6]。最新の研究では新規の早期パーキンソン病患者（ホーン・ヤール重症度分類1度、2度）に対して抗パーキンソン病薬を使用しないで、強度のトレッドミル運動をすることで症状の進行が抑えられることがわかりました[7]。これらのことから運動は薬物調整が困難となってから開始するのではなく、診断後ただちに、さらにはパーキンソン病の前駆期でも行っていくほうがいいと思われます。

4 集学的リハビリテーション

　近年の研究で、リハビリテーションがパーキンソン病の症状の軽減に有効であることが報告されています。さらに教育、社会支援、カウンセリング、生活指導、食事指導はQOLの改善に大きな役割を果たすと言われており、ますます看護師によるマネジメント、ケアが重要です[8]。Monticone らは、8週間の入院集学的リハビリテーションがパーキンソン病のQOLを短期的にだけでなく1年後まで改善させると報告しており、リハビリテーションの重要性が注目されています[9]。パーキンソン病は多彩な症状を呈することから、多職種での介入アプローチがそのQOLの改善に有効です。PT、OTとSTを含んだ個別リハビリテーションに看護師や音楽療法士が参加して、集団リハビリテーションとしての教育プログラ

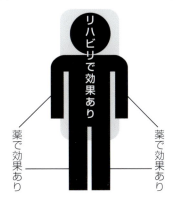

→体軸症状と非運動症状の改善が特徴

図 ■ 2カ月入院によるリハビリテーションの効果

ム[10]、グループ活動[11] を追加した集学的な介入がパーキンソン病の QOL の向上に有効です。われわれの施設でも集学的リハビリテーションの効果を確認しており（図）、日本においても多職種が連携した集学的リハビリテーションが実施可能と思われます。そのためには、院内・施設内の連携はもとより、パーキンソン病の診断をつける総合病院やクリニックと、リハビリテーションを集中的にできるリハビリテーション病院、介護保険による通所リハビリテーションや訪問看護、訪問リハビリテーションの事業所、さらには肺炎、イレウス、転倒や骨折、急な精神症状を発症したときに対応できる救急病院などがスムーズに連携していく必要があります。この連携強化のために、地域の難病相談センターへの働きかけも重要です。

5 その他運動療法

　欧州の理学療法ガイドラインでは、運動療法は 1 回 45 分を週に 3 回以上で、最低でも 8 週間は必要としています。内容も個別リハビリテーションと集団リハビリテーションに加えて、自宅でのホームエクササイズを導入して、運動日記をつけていくことが推奨されています。日本では、介護保険を申請していない患者は病院での通院リハビリテーション、介護保険を申請している患者はデイケアや特化型デイサービスなどの通所リハビリテーション、もしくは訪問リハビリテーションで個別リハビリテーションが受けられます。しかし集団リハビリテーションに関しては実際のところ医療保険を用いて病院で実施することが困難で、介護保険を用いたデイサービスでの"レクリエーション程度"となっている施設が多いのが現状です。

　パーキンソン病特有の方法として、トレッドミルを用いたリハビリテーションがあり、歩行スピード、歩長、バランス、歩行持久力の向上がみられるとしています。視覚や聴覚の外的キュー（きっかけ、刺激）を用いたリハビリテーションは、歩行スピード、歩幅、すくみ足、バランス、移乗に効果があると言われています。複雑な運動を同時にこなすといったマルチタスクが苦手なパーキンソン病患者には、系列動作を分解し、複雑な運動をより単純化するといった戦略が必要です。これらは注意を集中させて実行につなげるスキルトレーニングです。これにより移乗能力が向上すると言われています。ダンスはバランス、移乗に効果があるとしています。また最近では太極拳がバランス、歩行、耐久性に良いと言われており、日本でも一部の施設で導入されてきています。

　また米国の Raming らは「動きの大きさ」を目標に据えて実施する理学療法・作業療法として LSVT BIG®、「大きな声」を目標に据えて実施する言語聴覚療法として LSVT LOUD® を治療パッケージで発表し、そのわかりやすさから全世界に広がりを見せています[12]。リハビリテーションの方法それぞれには一長一短があり、医療従事者はそれらを把握して患者に導入していく必要があります。

引用・参考文献

1) Collomb-Clerc, A.; Welter, ML. Effects of deep brain stimulation on balance and gait in patients with Parkinson's disease: A systematic neurophysiological review. Neurophysiologie clinique = Clinical neurophysiology. 2015, 45(4-5), p.371-388.

2) Xie, Y.; Meng, X.; Xiao, J.; Zhang, J.; Zhang, J. Cognitive Changes following Bilateral Deep Brain Stimulation of Subthalamic Nucleus in Parkinson's Disease: A Meta-Analysis. BioMed research international. 2016, 2016, p.359-415.

3) Speelman, AD.; van de Warrenburg, BP.; van Nimwegen, M.; Petzinger, GM.; Munneke, M.; Bloem, BR. How might physical activity benefit patients with Parkinson disease? Nat Rev Neurol. 2011, 7(9), p.528-534.

4) Gerecke, KM.; Jiao Y.; Pani, A.; Pagala, V.; Smeyne, RJ. Exercise protects against MPTP-induced neurotoxicity in mice. Brain research. 2010, 1341, p.72-83.

5) Yang, F.; Trolle, LY.; Bellocco, R.; Adami, HO.; Fang, F.; Pedersen, NL. et al. Physical activity and risk of Parkinson's disease in the Swedish National March Cohort. Brain. 2015, 138(Pt 2), p.269-275.

6) Oguh, O.; Eisenstein, A.; Kwasny, M.; Simuni T. Back to the basics: regular exercise matters in parkinson's disease: results from the National Parkinson Foundation QII registry study. Parkinsonism & related disorders. 2014, 20(11), p.1221-1225.

7) Schenkman, M.; Moore, CG.; Kohrt, WM.; Hall, DA.; Delitto, A.; Comella, CL. et al. Effect of High-Intensity Treadmill Exercise on Motor Symptoms in Patients With De Novo Parkinson Disease: A Phase 2 Randomized Clinical Trial. JAMA neurology. 2018, 75(2), p.219-226.

8) Global Parkinson's Disease Survey Steering C. Factors impacting on quality of life in Parkinson's disease: results from an international survey. Movement disorders: official journal of the Movement Disorder Society. 2002, 17(1), p.60-67.

9) Monticone, M.; Ambrosini, E.; Laurini, A.; Rocca, B.; Foti, C. In-patient multidisciplinary rehabilitation for Parkinson's disease: A randomized controlled trial. Movement disorders: official journal of the Movement Disorder Society. 2015, 30(8), p.1050-1058.

10) Guo, L.; Jiang, Y.; Yatsuya, H.; Yoshida, Y.; Sakamoto, J. Group education with personal rehabilitation for idiopathic Parkinson's disease. The Canadian journal of neurological sciences Le journal canadien des sciences neurologiques. 2009, 36(1), p.51-59.

11) Trend, P.; Kaye, J.; Gage, H.; Owen, C.; Wade, D. Short-term effectiveness of intensive multidisciplinary rehabilitation for people with Parkinson's disease and their carers. Clinical rehabilitation. 2002, 16(7), p.717-725.

12) Fox, C.; Ebersbach, G.; Ramig, L.; Sapir, S. LSVT LOUD and LSVT BIG: Behavioral Treatment Programs for Speech and Body Movement in Parkinson Disease. Parkinsons Dis. 2012, p.391946.

(丸本浩平)

Ⅲ．症状と対応

1〜4 パーキンソン病の四大症状（無動・寡動、筋強剛〔筋固縮〕、振戦、姿勢反射障害）、5 すくみ足・姿勢異常　　MindMap®

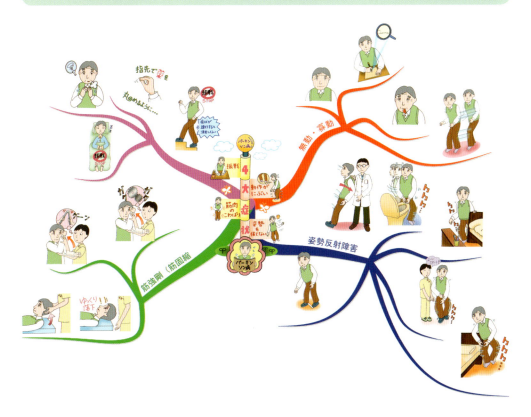

　無動・寡動の症状は、仮面様顔貌（表情がほとんどなくなりまばたきが少なくなる）、流涎、小字症、突進現象（前傾での歩行速度がスピードアップしてしまう）です。

　筋強剛（筋固縮）の症状は、一言で表すと筋肉のこわばりです。鉛管現象や歯車現象、頭部落下徴候があり、ほとんどの方に初発側優位の左右差が認められます。

　振戦は、静止時にみられるのが特徴で、指先で薬を丸めるような動きや下肢にも見られます。動作時には消失しますが、症状が進行すると動作時にもみられます。睡眠中は消失します。

　姿勢反射障害とは、姿勢をうまく保てずに、バランスを崩しやすくなる状態です。すくみ足は、目標物直前や歩行開始時、狭い場所、方向転換で現れやすく、視覚に働きかける工夫が有効です。

（副島和美）

Ⅲ 症状と対応

1 無動・寡動

寡動とは動作の範囲が狭くなり、運動の量が減少し、運動の速度が遅くなることで、障害が高度になると無動に至ります。歩行、起き上がり、立ち上がり、寝返りなどさまざまな日常動作が障害されます。仮面様顔貌、小字症、小声などが例です。

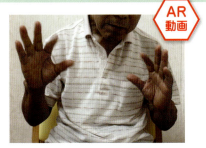

寡動①

症状

1 仮面様顔貌(がんぼう)
- 表情がほとんどなくなり、まばたきが少なくなる。
- 感情が失われているように見えるため、周囲の理解を得る関わりが必要。

2 流涎(りゅうぜん)
- 舌など口腔周囲筋の動きの低下により、唾液が飲み込めず、それをとどめることができずに口から流れ出る。
- 食事や内服薬も流れ出ることがある。

3 小字症
- 文字を書くとだんだんと小さくなってしまう。
- 目を閉じるとより著明になる。
- 進行すると文字によるコミュニケーションが難しくなる。

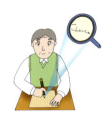

4 突進現象
- 前傾で歩行するため、歩行速度が徐々にスピードアップして、自分では止めることができなくなる。
- 転倒リスクは高い。

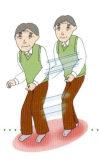

> **もっとくわしく**

　パーキンソン病における無動・寡動の発生の機序は、淡蒼球内節／黒質網様部により抑制性入力を受ける視床－大脳皮質の活動性の低下であると解釈されています。つまり基底核の発射頻度の変化により、無動症状が説明されてきました[1]。しかし、基底核の発射頻度だけでなく、発射パターンの変化が運動症状の発症機序に関与するという説もあります。深部脳刺激術（deep brain stimulation：DBS）では視床下核（STN）や淡蒼球内節（GPi）に高頻度刺激をしてパーキンソン病の無動を改善させていることから、無動がニューロンの活動量の多寡のみでは説明できないことを示唆しています[2]。

> **評価の方法**

　無動の評価は Movement Disorder Society-sponsored revision の UPDRS（unified Parkinson's Disease Rating Scale）である MDS-UPDRS[3] パートⅢの 3.1（言語）、3.2（顔の表情）、3.4（指タッピング）、3.5（手の運動）、3.6（手足の回内・回外運動）、3.7（つま先のタッピング）、3.8（下肢の敏捷性）3.14（運動の全般的な自発性）などが参考になります。ベッドサイドでも座位でそれぞれの動きをさせて緩徐な動き、小さい動きに注目してアセスメントをしてください。対応方法としては「Ⅱ章　運動症状に対する治療」を参考にしてください。

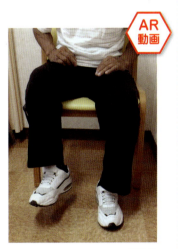

寡動②

Ⅲ　症状と対応

2 筋強剛（筋固縮）

　筋強剛（筋固縮）は診察時に見られる、比較的ゆっくりした関節運動で持続的に感じられる抵抗です。振戦との関連が言われているガクガクとした抵抗になる歯車現象がパーキンソン病の特徴とされてきましたが、一定の抵抗を感じる鉛管現象も少なくありません。ほとんどの症例で初発側優位の左右差が認められます。また頚部や体幹にも認められます。

症状

1 鉛管現象
- 関節を他動的に曲げるとき、鉛のパイプのような抵抗感がある。
※パーキンソン病本来の筋強剛

2 歯車現象
- 同様に、歯車のような抵抗を感じる。
※筋強剛と振戦の影響により出現

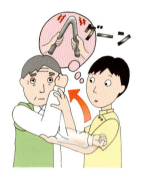
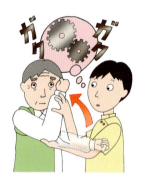

3 頭部落下徴候
- 他動的に頚部を前屈するように頭部を持ち上げ、離すとゆっくり落下する。

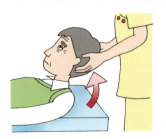
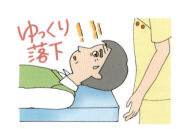

看護 One Up! Point

拘縮、痙性との違い

● **拘縮**
　可動域の制限：寝たきりなどにより筋が萎縮して、あるところから抵抗が強く、伸ばせない・曲げられない。

● **痙性**
　折りたたみナイフ現象：脳卒中の後遺症などでみられ、はじめは抵抗が高く、あるところから急に抵抗なく曲がる。

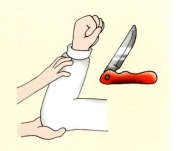

もっとくわしく

　筋強剛（筋固縮）の発現機構には反射性活動が関与すると考えられており、より多くのシナプスを介する長潜時反射が関与する可能性が指摘されています[4]。大脳基底核から脳幹（脚橋被蓋核、延髄巨大細胞性網様核）で中継され、網様体脊髄路から脊髄運動ニューロンを興奮させることによりα運動ニューロンが興奮するという説もありますが、具体的な長潜時反射の経路や、なぜ長潜時反射が亢進するのかなどについては明らかにされていません。視床または小脳系の破壊後に筋強剛（筋固縮）は消失するので、筋強剛（筋固縮）を発現させる原因と、筋強剛（筋固縮）を維持する機構とは別である可能性があります。

評価の方法

　筋強剛（筋固縮）の評価は Movement Disorder Society-sponsored revision の UPDRS (unified Parkinson's Disease Rating Scale) である MDS-UPDRS のパートⅢの3.3筋強剛（筋固縮）を四肢、頚部で評価することが簡便である。ベッドサイドでは患者の四肢、頚部、体幹を他動的に動かし、抵抗を感じるかを確認してみてください。対応方法としては「Ⅱ章　運動症状に対する治療」を参考にしてください。

3 振戦

振戦は初発症状として多く、静止時にみられるのが特徴です。4～6Hzで上肢または下肢に、左右差をもって観察されます。

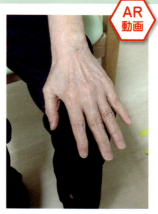
振戦①

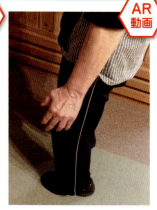
振戦②

> 症状

ふるえ

- 丸薬を丸めているような指の動き（pill rolling）が特徴。下顎や顔面に振戦が出ることもある。
- ふるえは動作時に消失する特徴があるが、進行すると動作時にも見られるようになる。

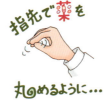

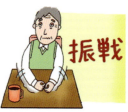

- 睡眠中は消失する。

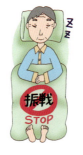

- 動いているときに止まる。生活に影響が出ることはないが、見た目を気にする人がいるため配慮が必要。

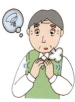

もっとくわしく

振戦の病態は、無動のような直接路・間接路のアンバランスでは説明できません。パーキンソン病の振戦の機序には、次の2つの系が関与していると考えられています。
① 淡蒼球外節（GPe）－視床下核（STN）－視床－補足運動野・運動前野
② 小脳－視床中間腹側核（Vim）－運動野

なかでも、特に淡蒼球外節（GPe）と視床下核（STN）が振戦のペースメーカーとなっていることが想定されています[5]。淡蒼球外節（GPe）と視床下核（STN）の細胞は相互に連絡を取りあっており、通常はある一定のバランスを保っています。しかし、パーキンソン病のように淡蒼球外節（GPe）の活動性が減弱すると、淡蒼球外節（GPe）と視床下核（STN）の細胞はバランスを崩し発振するようになります（発振現象）。このような発振が淡蒼球全体に広がり、淡蒼球内節（GPi）から視床を介して前頭葉に達して最終的に四肢の振戦として表現されるのではないかと推定されています。視床中間腹側核（Vim）の深部脳刺激術（deep brain stimulation：DBS）による刺激によって、パーキンソン病の振戦が消失することがあります。

評価の方法

振戦の評価は Movement Disorder Society-sponsored revision の UPDRS（unified Parkinson's Disease Rating Scale）である MDS-UPDRS のパートⅢの 3.15（手の姿勢時振戦）、3.16（手の運動時振戦）、3.17（静止時振戦の振幅）、3.18（静止時振戦の持続性）が参考になります。主に off 時に観察されやすく4～6Hzの比較的速いふるえであり、対応方法の違う運動合併症であるジスキネジアなどの不随意運動と混同しないように注意が必要です。対応方法としては、「Ⅱ章 運動症状に対する治療」を参考にしてください。

食事時のジスキネジアは摂食嚥下に影響を与えることがあります。

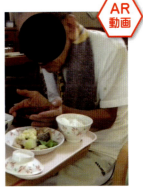

ジスキネジア①

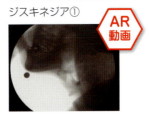

ジスキネジア②

4 姿勢反射障害

> 症状

姿勢反射障害は、パーキンソン病の四大症状の一つです。姿勢反射・立ち直り反射がうまく働かずに、バランスを崩しやすくなる状態です。要するにバランスを崩したときに足が一歩出なくなり、転びやすくなります。

進行期でみられ、最初に現れるのは後方突進現象であり、後方に軽く押されただけで、体勢を立て直せずに突進し倒れてしまいます。

バランスを崩したときに、上手に立ち直ることができるかを観察します。

転倒を起こしやすい患者であれば、その転倒の原因に姿勢反射障害が関連している可能性があります。

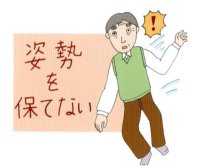
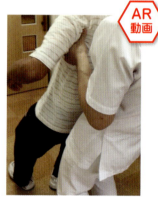

姿勢反射障害

> 看護 One Up! Point

- pull-test では患者の後ろに立って、「これから後ろに引きます。転びそうになったら、足を後ろに踏み出してもかまいません」と説明して、患者の両肩を後ろに引いてその倒れ方を観察します。一般的に足が2歩まで踏み出ることは良いと判断しますが、3歩以上は陽性としています。この後方突進現象が陽性であれば、ホーン・ヤール分類で3度以上と診断され、特定疾患の申請が可能となります。

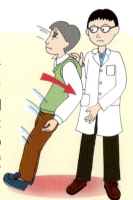

もっとくわしく

　姿勢反射障害の病態は、ほとんど明らかにされていません。仮説として、①から④などが挙げられています。

　①空間を認知するために必須の感覚情報、特に前庭系の感覚情報を正しく利用できない。

　②無動が存在するために反応時間の遅れや運動時間の延長が生じることから、迅速かつ円滑な姿勢保持が遂行できない。

　③外的環境の変化に対応するための柔軟な適応や自律的運動プログラミングに必要な感覚・運動の統合機構の異常。

　④下肢筋群において姿勢変化の際に生じる長潜時反射系の機能異常。

　現時点では、パーキンソン病における姿勢反射障害はこれらの要因の複合によって形成されるものと解釈されています。

評価の方法

　姿勢反射障害の評価はMovement Disorder Society-sponsored revisionのUPDRS（unified Parkinson's Disease Rating Scale）であるMDS-UPDRSのパートⅢの3.12（姿勢の安定性）であるpull-testで評価することが簡便です。

5 すくみ足・姿勢異常

> 症状

1 すくみ足

あたかも足の裏が地面に張り付いたようになって足が前に出ない状態です。上肢のすくみ、言葉のすくみなどもあります。進行期に出やすく、突進歩行とともに転倒の原因になります。

目標物直前、歩行開始時、狭い場所、方向転換時で現れやすくなります。

対応として、
- 「いちに、いちに」の号令をかけて聴覚を刺激する。
- 床にテープを貼り目印にして歩く、赤外線杖を使用。

線状のレーザーを足元に照射して、すくみ足を軽減させる方法も出てきています。

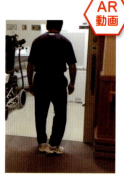
すくみ足①
（狭い場所・方向転換時）

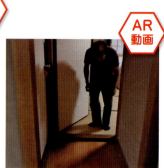
すくみ足②（レーザー使用）

2 姿勢異常（腰曲がり、首下がり）

- 腰部が前方に曲がったり、頭部がうつむいたように下がったりする姿勢異常です。
- 仰臥位になると頚部や背中が伸びるのが特徴です。

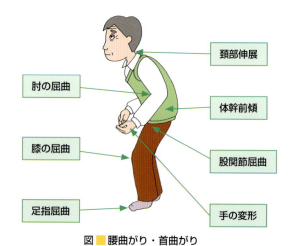

図 ■ 腰曲がり・首曲がり

> もっとくわしく

1 すくみ足

すくみ足の責任病巣は不明ですが、橋腕核(きょうわんかく)付近の低頻度刺激で改善するとの報告から、橋腕核への進展を考えるものと、線条体より上方への皮質（補足運動野など）への広がりを考える説があります。薬物治療やリハビリテーションにも抵抗性で難渋することが多いです。

2 姿勢異常（腰曲がり、首下がり）

原因ははっきりしていませんが、体幹筋に現れたジストニアの一種であるという考えが有力です。さらに頚部、体幹筋の伸展損傷により筋力低下が起こってくると不可逆的な骨の変形を引き起こすことがあります。また、ドパミンアゴニストなどの抗パーキンソン薬が原因のことがあります。これも薬物治療やリハビリテーションにも抵抗性で難渋することが多いです。日本で保険適応とはなりませんが、最近では外腹斜筋などの腹筋群にリドカイン注射の試みがされ腰曲がりが軽減するケースの報告があります。

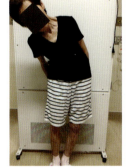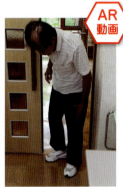

胸椎上部の屈曲と首下がりの症例やピサの斜塔姿勢といった片側の肩が下がり、体幹が横に傾いたような症例も存在する。

> 評価の方法

1 すくみ足

狭い場所で、方向転換させることや、歩行中に計算や話をして認知負荷をかけることですくみ足が誘発されることがあります。

2 姿勢異常（腰曲がり、首下がり）

写真や動画などで評価する必要があります。胸椎上部の屈曲と首下がりの症例もあります。またピサの斜塔姿勢といった片側の肩が下がり、体幹が横に傾いたような症例が存在します。体の傾きにより食道に食物が停滞することがあり注意が必要です。

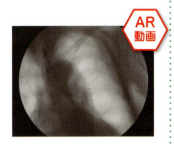

引用・参考文献

1) DeLong, M. R. Primate models of movement disorders of basal ganglia origin. Trends in neurosciences. 1990, 13(7), p.281-285.

2) Wichmann, T. ; DeLong, MR. Functional neuroanatomy of the basal ganglia in Parkinson's disease. Advances in neurology. 2003, 91, p.9-18.

3) Goetz, C. G. ; Tilley, B. C. ; Shaftman, S. R. ; Stebbins, G. T. ; Fahn, S. ; Martinez-Martin, P. et al. Movement Disorder Society-sponsored revision of the Unified Parkinson's Disease Rating Scale (MDS-UPDRS) : scale presentation and clinimetric testing results. Movement disorders : official journal of the Movement Disorder Society. 2008, 23(15), p.2129-2170.

4) Delwaide, P. J. ; Sabbatino, M. ; Delwaide, C. Some pathophysiological aspects of the parkinsonian rigidity. Journal of neural transmission Supplementum. 1986, 22, p.129-139.

5) Plenz, D. ; Kital, S. T. A basal ganglia pacemaker formed by the subthalamic nucleus and external globus pallidus. Nature. 1999, 400(6745), p.677-682.

（丸本浩平）

6 自律神経障害　　　　　　　　　MindMap®

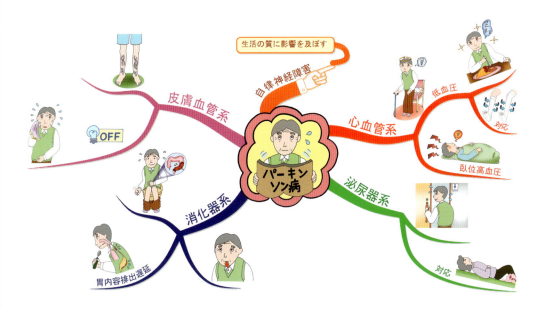

　パーキンソン病患者の生活の質に重要な影響を及ぼすため、自律神経障害を意識したケアは非常に重要です。
　主な症状は、心血管系で起立性や食事性の低血圧、臥位時の高血圧があります。
　消化器系では、便秘や食物が胃に停留することによる食後膨満感や不快感などに加えて、唾液処理に問題が起こり流涎があります。
　泌尿器系では、蓄尿障害による頻尿や尿失禁が起こります。
　また皮膚血管系では、オフ時の多汗や網状青斑がみられます。
　起立性低血圧への対応として弾性ストッキングの着用や、過活動膀胱に対しては骨盤底筋群訓練が有用な場合があります。
　自律神経障害は、生活様式の見直しや薬物治療で軽減することがあり、生活指導と併せて内服管理にも留意します。

（副島和美）

6 自律神経障害　①心血管系

　日常臨床においては運動症状にもっぱら注意が払われていますが、自律神経障害は、パーキンソン病の生活の質に重要な影響を及ぼすため、非常に重要です。生活様式の見直しや薬物治療にて症状が軽減することがあり、自律神経障害を意識したケアが必要です。自律神経障害には以下のものがあります。

- 心血管系：起立性低血圧、食事性低血圧、臥位高血圧
- 消化器系：便秘、胃内容排出遅延、嘔気、流涎（ぜん）
- 泌尿器系：頻尿、尿失禁、夜間尿、勃起障害、性欲減退
- 皮膚血管系：off時の多汗、ジスキネジアに伴う多汗、網状青斑

症状

1 起立性低血圧
　起立性低血圧は、寝た状態から起立後に血圧が低下します。症状として、めまい、ふらつきがあり高度に低下すると失神を引き起こすこともあります。また疲労感、頭痛、肩凝りといった漠然とした症状のこともあります。

2 食事性低血圧
　実際の臨床場面では朝食後に立ち上がってトイレに行こうとした際に、めまいや失神を起こします。

3 臥位高血圧
　臥床時に高血圧を呈する臥位高血圧があります。臨床現場では、対応方法に難渋することが少なくありません。

【対応】
　起立性低血圧の対応方法には弾性ストッキングの装着があります。しかし、実際には運動障害によって着脱が患者一人でできないため、導入し継続できないことが問題です。
　ほかには、塩分の摂取、水分摂取、段階的な起立動作の指導などがあります。

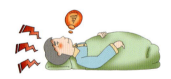
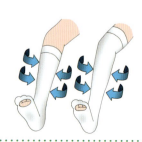

【自律神経障害についての詳細】

　自律神経障害では、便秘や心臓交感神経障害がパーキンソン病の前駆症状や前駆障害として出現することも明らかになっています。さらにブラーク（Heiko Braak）らのレビー小体の進展仮説によれば、パーキンソン病の自律神経障害は末梢から中枢側へと病変が進展していく可能性があり、現在非常に注目されています。早期診断においても末梢の自律神経障害の出現をみつけることが重要です。

もっとくわしく

　起立性低血圧のメタ解析の結果ではパーキンソン病全体の30%程度の頻度であると言われています[1]。罹病期間の長い人や、運動症状の重い人に多く見られます。

　食事性低血圧の機序として、通常では食後、門脈血管の拡張が起こり、血圧が低下しそうになるのを、心拍数の増加と血管収縮で防いでいます。しかし自律神経障害のためにこれらの働きが不十分となり、血圧が低下してしまいます。

　病変部位としては心循環調節に関連する部位である辺縁系、延髄毛様網様大体、脊髄中間外側核、交感神経節後線維などが考えられます。

【治療】

　薬物治療としては、抗パーキンソン病薬でもあるドロキシドパ（ドプス®）があります。しかし、効果が乏しく、エチレフリン、メチル硫酸アメジニウム、ミドドリン、フルドロコルチゾンを組み合わせて使用することが多いです。

　臥位高血圧に対しては、夜間は頭部を挙上し、下肢を下垂させて寝るよう指導します。これらの生活指導をしっかり患者や介護者に行っていくことが重要です。

評価の方法

【ヘッドアップティルト試験】

　ベッドを60°まで起こし3分以内に収縮期血圧が20mmHg以上、もしくは拡張期血圧が10mmHg以上低下した場合を陽性とします。

6 自律神経障害　②消化器系

消化器症状には便秘、胃内容排出遅延、嘔吐、流涎(りゅうぜん)などがありますが、便秘が特に多い症状です。

症状

1 便秘

便秘による症状のほとんどは腹部膨満感(ぼうまん)や不快感ですが、ひどくなると巨大結腸や腸捻転による腸閉塞（イレウス）や腸穿孔(せんこう)などの致死的合併症を引き起こすこともあります。

便秘に対しては適度な運動、水分摂取、野菜などの食物繊維やヨーグルトなどの乳製品の摂取を促し、食生活の指導を行っていきます。

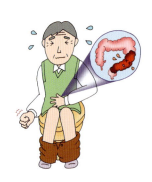

2 胃内容排出遅延

パーキンソン病では胃の蠕動(ぜんどう)運動が低下するため、食物が胃に停留し、食後の膨満感や不快感、嘔気が出現しやすいと言われています。これにより内服薬の効果発現の遅延が起こるとも言われており、運動症状にとっても胃の動きを維持することは重要です。

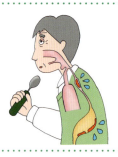

3 流涎

その他の消化器症状としては流涎があり、唾液の口腔内貯留の訴えが多くみられます。唾液の分泌は低下していると言われていますが、無動や口の動きの低下、首下がり、嚥下回数の減少により口腔内の唾液処理に問題が起こっているために流涎が起こります。

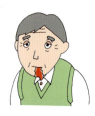

もっとくわしく

便秘はパーキンソン病の 28～61% にみられます[2]。パーキンソン病では大腸平滑筋の収縮を調節している内在性の腸管神経と外因性の副交感神経の変性によって大腸通過時間が延長します。便秘はパーキンソン病の前駆症状としても重要です。

【治療】

薬物治療としては消化管運動機能改善薬（モサプリドクエン酸塩水和物）、大建中湯、腸液分泌促進薬（ルビプロストン）、大腸刺激性下剤（センノシド）、浸透圧性下剤（酸化マグネシウム）、蠕動運動促進と浸潤性（ジオクチルソジウムスルホサクシネート）などを組み合わせて治療します。

迷走神経背側運動核の障害は胃の協調性の低下を引き起こし、胃排出時間が延長します。

【治療】

薬物治療としては六君子湯があります。胃の排出遅延は、腰曲がりなどの姿勢異常や、瀑状胃、食道裂孔ヘルニアの合併などによりさらに悪化します。分割食を試みたり、食事姿勢の調整などの指導をしたりします。

唾液分泌の低下の機序は線条体のドパミン作動性神経の機能低下や末梢の自律神経節の障害によります。しかし、それ以上に口、首、咽頭の運動の問題により流涎が起こります。

【治療】

唾液分泌をさらに減らすために臭化イプラトロピウムスプレーがあります。嚥下、頚部の姿勢の調整のためのリハビリテーションを行うことも選択肢の一つです。

6 自律神経障害　③泌尿器系

症状

　尿路系の自律神経障害も高頻度に認められる症状です。排尿は中枢神経と末梢神経からの高度な神経支配によってコントロールされる複雑なメカニズムで行われています。多くは膀胱の過活動収縮による蓄尿障害であり、夜間頻尿や尿意切迫感や日中の頻尿、尿失禁です。これらの症状は患者のQOL（quality of life）を悪化させます。

【対応】

　過活動膀胱に対しては、排尿リハビリテーションとして膀胱訓練、骨盤底筋訓練が有用なことがあります。

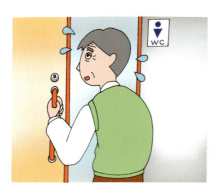

もっとくわしく

　膀胱に尿が充満すると、その求心性入力は中脳の傍中脳水道灰白質（periaqueductal grey：PAG）を介して橋排尿中枢（pontine micturition center：PMC）を刺激します。この排尿中枢が賦活されると、骨盤内の副交感神経が優位になり交感神経が抑制されて膀胱括約筋が収縮し、尿道括約筋は弛緩して排尿が行われます。黒質線条体のドパミン神経の変性の程度と排尿障害との関連が示されています[3]。パーキンソン病の大脳基底核回路は、黒質のドパミン欠乏によって線条体の D1 受容体を介する抑制系が機能低下となっています。そのためパーキンソン病の排尿機能は過活動状態となり、過活動膀胱を呈することが多くなります。中脳の腹側被蓋野（ventral tegmental area：VTA）のドパミン神経も排尿に関与しており、過活動膀胱に関連している可能性があります。

【治療】

　薬物治療としては M3 受容体選択性の高い抗コリン薬（ソリフェナシン、トルテロジン、イミダフェナシン、フェソテロジン）があります。これらが使えないときには、β_3 受容体刺激薬（ミラベグロン）を試してみることが多いのですが、実際の膀胱の状態、（男性であれば）前立腺肥大の合併の精査に関しては、ウロダイナミクス検査を泌尿器科に依頼したほうがよい症例もあります。

引用・参考文献

1) Velseboer, D. C.; de Haan, R. J.; Wieling, W.; Goldstein D. S, de Bie R. M. Prevalence of orthostatic hypotension in Parkinson's disease : a systematic review and meta-analysis. Parkinsonism & related disorders. 2011, 17(10), p.724-729.

2) Poewe, W. Non-motor symptoms in Parkinson's disease. Eur J Neurol. 2008, 15 Suppl 1, p.14-20.

3) Sakakibara, R.; Shinotoh, H.; Uchiyama, T.; Yoshiyama, M.; Hattori, T.; Yamanishi, T. SPECT imaging of the dopamine transporter with [(123)I] -beta-CIT reveals marked decline of nigrostriatal dopaminergic function in Parkinson's disease with urinary dysfunction. J Neurol Sci. 2001, 187(1-2), p.55-59.

（丸本浩平）

7 睡眠障害　　　　　　　　　　　　　　　　　　MindMap®

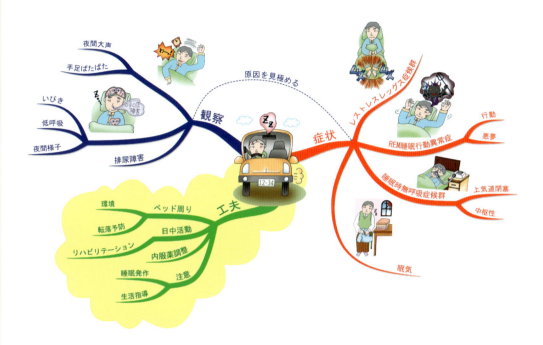

　睡眠障害に関連した症状と観察項目を整理しました。

　パーキンソン病患者の半数以上が、睡眠障害の症状をもっています。睡眠障害の原因は、夜間頻尿や疾患による睡眠覚醒系の障害などの要因が複合的にあると言われます。

　複合的な要因を意識して観察することが大切で、本人や家族の話をよく聞くことや、入院中の看護師による観察の役割は大きいです。

　原因に応じた対応を工夫しますが、睡眠中の行動異常に対しては、けがをしないようにベッド周りの環境を整えます。

　レストレスレッグス症候群は、夜間の安静時に下肢に不快感を生じ、無性に動かしたくなる状態です。睡眠障害の要因となりQOL（quality of life）が阻害されます。

　下肢の運動やマッサージで一時的に不快感は軽減することがあります。

　また、日中の活動を促したり、就寝前は、睡眠環境の調整や照明などの工夫も行います。

（副島和美）

7 睡眠障害

　睡眠障害はパーキンソン病患者の半数以上が何らかの症状を有し、QOL（quality of life）に大きな影響を与えます。

　不眠の原因としては疾患進行に伴う睡眠構築の変化、睡眠覚醒系の障害、薬物の関与、排尿障害（夜間頻尿）の関与、うつ、認知症、既日リズムの異常、レストレスレッグス症候群（restless legs syndrome：RLS）、REM 睡眠行動異常症（rapid eye movement sleep behavior disorder：RBD）、睡眠関連呼吸障害の合併などといった要因があります。実際にはこれらの要因が複合的に絡み合っていることが少なくありません。

症状

① 不眠

　何が不眠の原因となっているのかを見極めるため、夜間の状態を含めしっかり観察したり話を聞いたりすることが非常に重要です。通常、医療・福祉関係者が直接的に患者の睡眠状態を観察することは難しく、入院時に夜勤の看護師がその役割を担うことが多いです。そのため、看護師はパーキンソン病に伴う不眠についてしっかりと観察事項を知っておく必要があります。

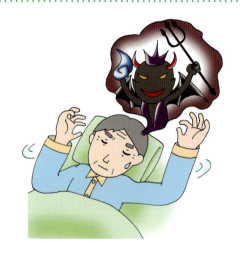

【対応】

　不眠への対応方法は、その原因への対応方法です。そのため、睡眠の観察、原因の判断が重要です。日中は十分に活動し日光を浴びること、就寝前の刺激物（アルコール、カフェイン）、喫煙、飲水を避け、適温を保ち静かな決まった寝室で寝るといった環境調整の工夫が必要です。

　夕方になると幻視などが出現します。妄想などの精神症状が出ている患者には、夕方から全体的に部屋を明るくし、カーテンを無地にしたり、幻視を誘発させやすいものは部屋から除いたりする工夫を試してみてもいいかもしれません。

もっとくわしく

　パーキンソン病では中脳黒質ドパミン神経変性による運動症状のほかに、非運動症状があります。非運動症状は通常の外来診療では見すごされている可能性が指摘されています。非運動症状の一つである睡眠構築の変化、夜間の運動症状、日中の眠気の存在は、独立してパーキンソン病患者のQOLを損なう大きな要因です[1]。パーキンソン病の睡眠障害の有病率は、研究デザイン、方法によりばらつきがありますが、約42〜98%[2~4]と報告されており、さまざまな要因が複雑にからみあっています。

　不眠の病型には、入眠困難、中途覚醒、早朝覚醒に分けられます。パーキンソン病では入眠困難も生じますが、夜間のさまざまな症状により中途覚醒が多いと言われています。その症状には運動症状と非運動症状が関連していると言われています。パーキンソン病の約98%において種々の夜間障害が存在し、夜間頻尿（79%）、寝返り困難（65%）、有痛性筋痙攣（55%）、悪夢（48%）、ジストニア（34%）、下肢の不随意運動（33%）、幻覚（16%）などがあり、それぞれにあった対応方法が必要です[3]。

【治療】

　薬物治療としてはエスゾピクロン（ルネスタ®）、ロチゴチン（ニュープロ®）などがあります。その他の治療としては光線療法を試してもよいでしょう。

> 症状

❷ レストレスレッグス症候群（restless legs syndrome：RLS）

むずむず脚症候群とも呼ばれ、夜間の安静時に下肢に不快感を生じさせ、無性に動かしたくなる状態です。

【対応】

下肢の運動やマッサージで一時的に不快感は軽減するものの、睡眠障害の要因となり、ADL・QOLともに大きく阻害されます。認知度は未だ低く、適切な対応方法がなされていないケースが多く存在します。

薬が効くことがありますので、看護師は症状をしっかりとアセスメントすることが特に重要です。

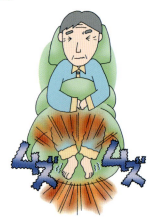

❸ REM睡眠行動異常症（rapid eye movement sleep behavior disorder：RBD）

夜間に大声をあげたり、手足をバタバタ動かしたりします。見た夢（多くは悪夢と言われている）と行動が一致して起こります。ほとんどが男性で、ベッドパートナーを殴る・蹴るといった暴力行為や、ベッドから起き出して走り回ったりする行動に発展するケースもみられます。

【対応】

生活上のなかでは、ベッド周りに危険なものを置かない、けがをしないようにベッドの周りにクッションなどを置く、ベッドから転落しないようにする、といった工夫が必要です。家族に患者と同室で寝てもらい、観察を依頼します。必要時には付き添いの指示をすることもあります。

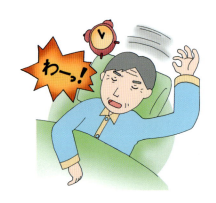

もっとくわしく

RLS は夜間、安静時に出現し下肢の不快感により不眠を引き起こします。パーキンソン病では報告より合併頻度は異なり 0〜50%[5] と報告されています。パーキンソン病ではアカシジア、感覚症状、wearing off 症状が RLS に類似することに注意が必要です。RLS の病因はまだはっきりしていませんが、脳脊髄液中の鉄、フェリチンの減少が報告されており、脳内の貯蔵鉄の欠乏によるドパミン機能障害が推定されています。

【治療】

特発性 RLS の治療としてはドパミン受容体作動薬（就寝前分割投与や、就寝前追加投与）、ガバペンチンエナカルビルの有効性が証明されており、経験的にパーキンソン病の RLS に対してもこれらの薬剤が使用されます。

非薬物療法として、禁酒、禁煙のほか、カフェイン摂取制限を行います。血清フェリチンが 50μg/L 未満のときには経口鉄剤の処方などがあります。

RBD は REM 睡眠中の筋緊張の抑制低下の障害により、夢の行動化を生じる睡眠時随伴症です。一般人口における罹病率は 4〜8% 程度と言われています[6]。RBD はパーキンソン病の 15〜60% に合併し、パーキンソン病の運動症状の発現前にみられる場合やパーキンソン病発症後に合併する場合もありますが、運動症状の出現前に見られることが多いため前駆症状として注目されています。

責任病巣は橋の背外側被蓋核、脚橋被蓋核、青斑核-青斑下核複合体、延髄大細胞性網様体を連絡する経路などの障害や辺縁系に関与する経路の障害も推定されています。

【治療】

RBD の治療としてはリバスチグミン（保険適応外）、メマンチン（保険適応外）の投与を考慮してもよいですが、エビデンスは不十分です。実際には経験的にクロナゼパムが使われています。クロナゼパム 0.5〜2mg の就寝前投与が有効とされていますが、その根本的な原因である REM 睡眠時の筋緊張抑制の障害に対しては無効と言われています。また、抑肝散 2.5g の 1 日 1 回の就寝前投与あるいは 1 日 3 回投与でも効果のみられる症例があります。またメラトニン 3〜12mg の就寝前投与も有効との報告があり、REM 睡眠時の筋緊張抑制障害の改善に効果があると言われています。

> 症状

④ 睡眠時無呼吸症候群

　上気道の閉塞や中枢性の呼吸障害が起こり、いびきや低呼吸がみられます。
　重症例では突然死の一つに数えられ、生命にかかわる症状ですので、夜間の観察において症状を見逃さないことが看護師の大切な役割です。

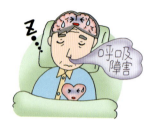 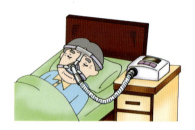

⑤ 日中の過度の眠気

　パーキンソン病患者全体の半分程度にみられる症状であり、日中に強い眠気が出ます。作業中に眠ってしまうケースもあり、仕事やリハビリテーション、生活に影響を与えます。
　日中に眠気などがなく突然眠ってしまう睡眠発作もあり、車の運転事故につながる可能性がありますので、生活指導が必要です。

【対応】
　夜間の睡眠状態の改善、ドパミン受容体作動役の減量や中止、カフェインの使用や、日中の活動を上げるためのリハビリテーションが期待されています。

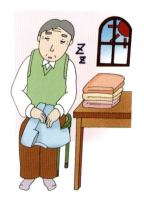 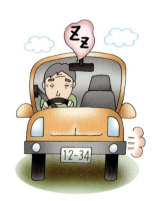

もっとくわしく

パーキンソン病では睡眠時無呼吸症候群を 20〜60% に合併すると報告されています[7~9]。しかしパーキンソン病を対象に睡眠ポリグラフ検査を施行すると、睡眠時無呼吸低呼吸指数（apnea hypopnea index：AHI）5〜14.9 が 29.1%、15〜29.9 が 10.9%、30 以上が 3.6% と、健常高齢者データと比較して AHI の割合に有意差がなかったとする報告もあります[10]。

【治療】

日中の眠気の原因が睡眠時無呼吸症候群を疑うのであれば、進行例では持続陽圧呼吸（continuous positive airway pressure：CPAP）療法の適応となります。その他、効果持続が長いロチゴチンなどのドパミン作動薬による上気道閉塞に対する効果も報告されています[11]。

日中の過度の眠気は約 15〜50% のパーキンソン病患者に合併します[12]。罹病期間が長い、疾患重症度が高い、ドパミン作動薬の総量が多い、うつの合併が日中の眠気の危険因子として報告されています。

覚醒状態を維持する覚醒系として、セロトニンシン（視床下部外側）、ヒスタミン（結節乳頭核）、ドパミン神経系（腹側中脳水道周囲灰白質）が関与しています。パーキンソン病ではこれらの障害により、夜間の睡眠状態とは独立して日中の過度の眠気を引き起こすと考えられます。

【治療】

難治性の日中の眠気の治療の第一選択としては、海外ではモダフィニルです。しかし日本ではパーキンソン病の眠気には適応がありません。また第二選択として提唱されているメチルフェニデート、アンフェタミンなども、わが国ではパーキンソン病の患者の眠気には適応はありません。

突発性睡眠は、自動車事故などの問題に関連して非常に注目されています。しかし突発性睡眠の治療に対するエビデンスはなく、ドパミン受容体作動薬の減量や中止、最終的には危険な場所や行動を回避する生活指導を家族や介護者に行うことになります。

引用・参考文献

1) Gomez-Esteban, J. C.; Tijero, B.; Somme, J.; Ciordia, R.; Berganzo, K.; Rouco I. et al. Impact of psychiatric symptoms and sleep disorders on the quality of life of patients with Parkinson's disease. J Neurol. 2011, 258(3), p.494-499.

2) Kumar, S.; Bhatia, M.; Behari, M. Sleep disorders in Parkinson's disease. Movement disorders : official journal of the Movement Disorder Society. 2002, 17(4), p.775-781.

3) Lees, A. J.; Blackburn, N. A.; Campbell, VL. The nighttime problems of Parkinson's disease. Clinical neuropharmacology. 1988, 11(6), p.512-519.

4) Tandberg, E.; Larsen, J. P.; Karlsen, K. A community-based study of sleep disorders in patients with Parkinson's disease. Movement disorders : official journal of the Movement Disorder Society. 1998, 13(6), p.895-899.

5) Moller, J. C.; Unger, M.; Stiasny-Kolster, K.; Oertel, WH. Restless Legs Syndrome (RLS)and Parkinson's disease (PD)-related disorders or different entities？ J Neurol Sci. 2010, 289(1-2), p.135-137.

6) Mahlknecht, P.; Seppi, K.; Frauscher, B.; Kiechl, S.; Willeit, J.; Stockner, H. et al. Probable RBD and association with neurodegenerative disease markers : A population-based study. Movement disorders : official journal of the Movement Disorder Society. 2015, 30(10), p.1417-1421.

7) Maria, B.; Sophia, S.; Michalis, M.; Charalampos, L.; Andreas, P.; John, ME. et al. Sleep breathing disorders in patients with idiopathic Parkinson's disease. Respir Med. 2003, 97(10), p.1151-1157.

8) Diederich, N. J.; Vaillant, M.; Leischen, M.; Mancuso, G.; Golinval, S.; Nati, R.et al. Sleep apnea syndrome in Parkinson's disease. A case-control study in 49 patients. Movement disorders : official journal of the Movement Disorder Society. 2005, 20(11), p.1413-1418.

9) Arnulf, I.; Konofal, E.; Merino-Andreu, M.; Houeto, JL.; Mesnage, V.; Welter, ML.et al. Parkinson's disease and sleepiness : an integral part of PD. Neurology. 2002, 58(7), p.1019-24.

10) Trotti, L. M.; Bliwise, D. L. No increased risk of obstructive sleep apnea in Parkinson's disease. Movement disorders : official journal of the Movement Disorder Society. 2010, 25(13), p.2246-9.

11) Herer, B, Arnulf, I, Housset, B. Effects of levodopa on pulmonary function in Parkinson's disease. Chest. 2001, 119(2), p.387-93.

12) Suzuki, K.; Miyamoto, M.; Miyamoto, T.; Hirata, K. Parkinson's disease and sleep/wake disturbances. Curr Neurol Neurosci Rep. 2015, 15(3), p.8.

（丸本浩平）

8 精神症状　　　　　　　　　　　　　　MindMap®

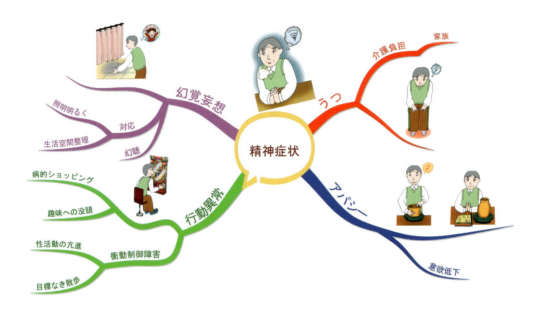

　パーキンソン病患者は精神症状が認められることがあります。精神症状は、うつやアパシーといった気分障害と幻覚妄想、衝動制御障害のような行動異常があります。

　パーキンソン病は、運動症状のほかにこのような非運動症状があり、精神症状はQOL（quality of life）や家族の介護負担に多大な影響を与えます。

　アパシーとは意欲の低下で、無感情・感情鈍麻とも言われ、好きだった趣味に関心を示さないなどの様子がみられます。

　幻覚妄想では、夜間に服やカーテンの模様が人の顔に見えたりすることがあります。生活空間の環境調整や照明の工夫で対応することもあります。

　行動異常には、ドパミン調節異常症候群、衝動制御障害などがあります。病的ショッピングや性活動の亢進など家族が困っていながらも言えないことがあるので、家族へのケアも大切です。薬物調整などで対応します。

（副島和美）

8 精神症状

症状

1 うつ

　パーキンソン病は運動症状のほかに多彩な非運動症状を呈します。その一つに気分障害（うつ）があり、患者のQOL（quality of life）や家族の介護負担に悪影響を与える大きな要因として認識されています。おもな症状は、抑うつ気分や悲壮感です。

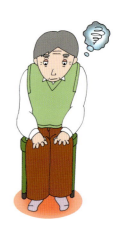

2 アパシー

　パーキンソン病に合併するうつに類似した気分障害として、アパシー（無感情・感情鈍麻）が存在します。アパシーは意欲の低下のみが目立ち、その他のうつに特徴的な抑うつ気分や悲壮感がみられず、感情の偏りもない状態です。

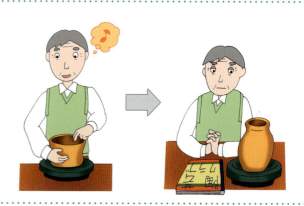

もっとくわしく

うつはパーキンソン病の 4～70% に認められると言われており、報告によって非常に幅があります[1]。パーキンソン病は中脳黒質緻密層の変性を主体とした病態であり、意欲と情動に関与するとされる前頭眼窩－帯状回－線条体前頭葉回路と中脳辺縁系ドパミン神経系が異常をきたすことにより、うつをはじめとした気分障害が出現すると考えられています[2]。パーキンソン病は病初期からドパミン系ニューロンのみならず、セロトニン系ニューロンである縫線核、およびノルアドレナリン系の青斑核それぞれの神経細胞が脱落すると言われており、これがうつの病態と関連している可能性があります。また、近年パーキンソン病の運動症状出現前の前駆症状として、うつが注目されています。

【治療】

off 状態を伴ったうつは、off 症状を改善する治療を考慮します。治療薬としてはドパミン受容体作動薬（プラミペキソール）を試してみることが推奨されています。選択的セロトニン再取り込み阻害薬（serotonin selective reuptake inhibitor：SSRI）、セロトニン・ノルアドレナリン再取り込み阻害薬（serotonin noradrenaline reuptake inhibitor：SNRI）やノルアドレナリンの作用の顕著な新規の抗うつ薬であるノルアドレナリン・セロトニン作動性抗うつ薬（noradrenergic and specific antidepressant：NaSSA）が期待されています[3]。

アパシーの責任病巣は報酬-強化学習に重要な役割を果たす前頭眼窩－帯状回－線条体前頭葉回路と中脳辺縁系です。ドパミン神経系が障害され動機づけの障害、すなわちアパシーを起こすと考えられています[2]。

【治療】

アパシー単独症例に対しては、ドパミン作動薬による治療が第一選択薬となり、ロチゴチンの効果の報告があります[4,5]。また集団によるダンスなど、楽しみながらのリハビリテーションも改善効果が期待されています。

> 症状

3 幻覚妄想

- 薄暗くなった夕方から夜にかけて多い。
- 認知症を伴う症例では、初期に幻視が現れることがある。
- 幻視により、あたかも自分の近くに人がいる、ベッドで誰かが寝ている、トイレに子どもがいて困るなどの発言をする。
- 幻聴により、悪口を言われている、いやらしいことを言われているなどの発言をする。

【対応】
　幻覚により生活に支障が出るようであれば、対応が必要です。部屋の照明を明るくしたり、生活空間の物品の整理をしたりする環境調整が第一です。

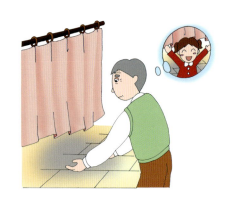

4 行動異常

- 衝動制御障害：病的賭博（とばく）、性活動の亢進、病的ショッピング、過食、インターネット依存、趣味への没頭、目標なき散歩など。
- ドパミン調節異常症候群（dopamine dysregulation syndrome）：ドパミン補充療法への必要以上の渇望があり、薬物を自己調整したりため込んだりするなど、病的な薬物使用形態をとります（一種のドパミン補充薬物依存症）。
- punding（パンディング）：物の整理や機械の分解などに没頭し、無目的に、意味のない行為に時間を多大に費やす行動。

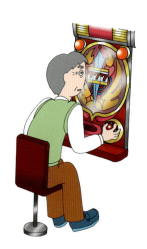

もっとくわしく

　パーキンソン病の25〜30%に幻覚がみられると報告されています[6]。パーキンソン病で幻覚が起こる原因として、薬剤の影響か、脳の病変によるものかは議論があるところで決着はついていません。幻覚に関与している要因としては、高齢者、認知機能低下、うつ、多剤での治療開始などがあります。しかし、パーキンソン病では幻覚がみられたからといって、必ずしも認知症になったわけではなく、幻覚が消失すると元の精神状態に戻ることが多いです。

【治療】

　幻覚へは抗パーキンソン病薬を減らすことを試みます。まずは直前に加えた薬物を中止し、抗コリン薬、アマンタジン、セレギリンを飲んでいれば、そのうち1種類ずつ徐々に中止します。それでも幻覚が問題となるようなら、ドパミンアゴニスト、イストラデフィリン、エンタカポン、ゾニサミドのうち1種類ずつ徐々に中止します。最終的には、レボドパ製剤のみとすることが多いです。この減薬と並行して、コリンエステラーゼ阻害薬の使用も考慮します。それでも幻覚による問題が残存する場合は、非定型抗精神病薬を使用します。

　行動障害のいずれかが発現する頻度は6.1%ですが、ドパミンアゴニストの使用者は13.7%とより高いと言われています[7]。衝動制御障害の危険因子としては若年発症、長期の高用量ドパミン補充療法、男性、飲酒トラブル歴、薬物乱用、うつの既往があります。病前性格として、新奇性追求性格、衝動的性格、遺伝素因などが言われています。ドパミンアゴニストにより引き起こされやすく、プラミペキソールが病的賭博、性活動の亢進を生じやすいとの報告もあります。また、レボドパによる反復刺激中の断薬は薬物への強い渇望状態となりドパミン調節異常症候群を引き起こすと考えられます。これは運動症状でいうジスキネジアと同様の現象です。また、pundingはジスキネジア同様に背側線条体におけるドパミン伝達性の亢進と考えられます。

【治療】

　衝動制御障害についてはドパミン受容体作動薬の減量、変更、中止が有効です。ドパミン調節異常症候群については wearing off を改善する治療である continuous dopaminergic stimulation（CDS，ドパミン受容体への持続的刺激）に沿った治療を行います。pundingについては減薬などが試みられますがエビデンスがまだない状況です。

引用・参考文献

1) Cummings, JL. Depression and Parkinson's disease : a review. Am J Psychiatry. 1992, 149(4), p.443-454.

2) Czernecki, V. ; Pillon, B. ; Houeto, JL. ; Pochon, JB. ; Levy, R. ; Dubois, B. Motivation, reward, and Parkinson's disease : influence of dopatherapy. Neuropsychologia. 2002, 40(13), p.2257-2267.

3) Bomasang-Layno, E. ; Fadlon, I. ; Murray, A. N. ; Himelhoch, S. Antidepressive treatments for Parkinson's disease : A systematic review and meta-analysis. Parkinsonism & related disorders. 2015, 21(8), p.833-842 ; discussion

4) Ray, C. K. ; Martinez-Martin, P. ; Antonini, A. ; Brown, R. G. ; Friedman, JH. ; Onofr, M.et al. Rotigotine and specific non-motor symptoms of Parkinson's disease : post hoc analysis of RECOVER. Parkinsonism & related disorders. 2013, 19(7), p.660-665.

5) Antonini, A. ; Bauer, L. ; Dohin, E. ; Oertel, W. H. ; Rascol, O. ; Reichmann, H. et al. Effects of rotigotine transdermal patch in patients with Parkinson's disease presenting with non-motor symptoms - results of a double-blind, randomized, placebo-controlled trial. Eur J Neurol. 2015, 22(10), p.1400-1407.

6) Ravina, B. ; Marder, K. ; Fernandez, H. H. ; Friedman, J. H. ; McDonald, W. ; Murphy, D.et al. Diagnostic criteria for psychosis in Parkinson's disease : report of an NINDS, NIMH work group. Movement disorders : official journal of the Movement Disorder Society. 2007, 22(8), p.1061-1068.

7) Voon, V. ; Hassan, K. ; Zurowski, M. ; de Souza, M. ; Thomsen, T. ; Fox, S.et al. Prevalence of repetitive and reward-seeking behaviors in Parkinson disease. Neurology. 2006, 67(7), p.1254-1257.

（丸本浩平）

9 認知機能障害　　MindMap®

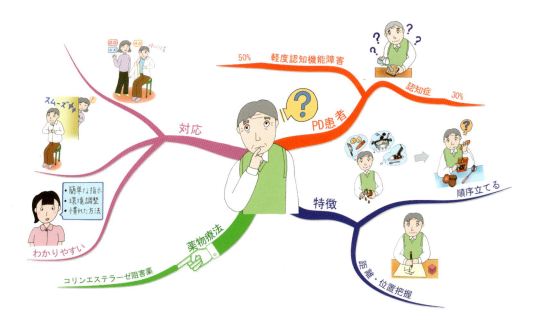

　パーキンソン病患者の50%が軽度認知機能障害、30%が認知症だとの報告があり、認知機能障害の頻度は高いです。

　パーキンソン病患者の認知機能障害の特徴は、うまく集中できないことや距離・位置関係の把握が苦手になる、順序立てて物事を進められないことです。

　対応方法は、わかりやすい言葉で伝える、メモで記載するなどが有効です。

　また、認知機能は変動を起こしやすいので、寄り添う姿勢で、その時の体調に応じてかかわることや、待つことを意識し、自尊心に十分配慮したかかわりを大切にします。

　薬物療法では、コリン作動性神経が障害されていることがわかっているので、コリンエステラーゼ阻害薬の使用が検討されます。

（副島和美）

9 認知機能障害

パーキンソン病患者は発症後 20 年で 80% が認知症になるとの報告があります[1]。日本の横断研究では、パーキンソン病患者の 50% が軽度認知機能障害（PD-MCI）、30% がパーキンソン病認知症（dementia in Parkinson disease：PDD）と考えられています。つまり、パーキンソン病患者における認知機能障害の頻度は高いため、看護ケアをしていくうえでも、非常に重要です。認知機能障害はパーキンソン病の QOL（quality of life）や介護者の負担とも密接に関連があり、認知機能障害に対する適切な介入が必要になってきます。

症状

- 距離や位置関係の把握が苦手

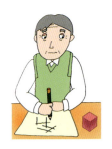

- うまく集中できない、順序立てて考えられない

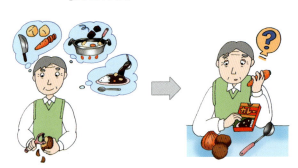

【対応】
- 認知機能障害：認知機能は変動を起こしやすいことを念頭に、調子の悪い時間には周囲の環境を整えて、患者に寄り添う姿勢で対応していく必要があります。
- 注意障害：口頭指示だけでなく、メモに記載して指示をするなどの工夫も必要。早期の患者は運動症状のために返答がゆっくりではあるが、待てばしっかり返答することが多い。また、記憶障害がそれほど強くないため、対応を間違うと患者の自尊心を傷つけてしまい、信頼関係をなくしてしまうこともあるので注意が必要です。
- 非薬物治療：認知機能訓練、有酸素運動などの運動療法や反復経頭蓋磁気刺激法の報告がありますが、未だエビデンスが高い治療はありません[2]。しかし、有酸素運動や音楽療法による介入は有力な候補です。

もっとくわしく

Movement Disorder Society（MDS、運動障害学会）の専門委員会で提案された PDD の診断基準は、他の認知症を除外したうえで、「パーキンソン病の診断後に出現、進行して悪化する日常生活に障害を示す程度の認知障害を示し、①変動する注意障害、②遂行機能障害、③視空間認知障害、④記憶障害（自由想起障害）の 4 つの中核的な認知機能障害のうちで少なくとも 2 つの障害を伴うもの」が probable PDD（臨床的ほぼ確実例）と定義されています[3]。

さらに PDD の初期像とも考えられる軽度認知機能障害（mild cognitive impairment：MCI）を認めるパーキンソン病患者（PD-MCI）の頻度は認知症のないパーキンソン病症例の 20〜60％ ほどと報告されており[4, 5]、数年以内に高率に PDD に移行することが示唆されています。PD-MCI には 4 つのサブタイプに分類されます。まず、記憶障害の有無により健忘型 MCI と非健忘型 MCI に分け、障害される認知領域が単一領域か複数領域に分けられます。サブタイプとしては非健忘型 MCI-単一領域が多く、領域別では注意障害、遂行機能障害、視空間認知障害が多くなります。

【治療】

● 薬物治療

遂行機能などの認知機能が前頭葉のドパミン低下に関与すると考えられますが、ドパミンが PDD における認知機能障害を改善するとのエビデンスはありません。PDD 患者は認知症のないパーキンソン病患者やアルツハイマー型認知症患者と比較しても、コリン作動性神経が障害されていることがわかっています[6]。よってコリンエステラーゼ阻害薬（ドネペジル、リバスチグミン）の使用を検討します。

引用・参考文献

1) Hely, M. A.; Reid, W. G.; Adena, M. A.; Halliday, G. M.; Morris, J. G. The Sydney multicenter study of Parkinson's disease : the inevitability of dementia at 20 years. Movement disorders : official journal of the Movement Disorder Society. 2008, 23(6), p.837-44.

2) Hindle, J. V.; Petrelli, A.; Clare, L.; Kalbe, E. Nonpharmacological enhancement of cognitive function in Parkinson's disease : a systematic review. Movement disorders : official journal of the Movement Disorder Society. 2013, 28(8), p.1034-1049.

3) Emre, M.; Aarsland, D.; Brown, R.; Burn, D. J.; Duyckaerts, C.; Mizuno, Y.; et al. Clinical diagnostic criteria for dementia associated with Parkinson's disease. Movement disorders : official journal of the Movement Disorder Society. 2007, 22(12), p.1689-1707 ; quiz 837.

4) Sollinger, A. B.; Goldstein, F. C.; Lah, J. J.; Levey, A. I.; Factor, S. A. Mild cognitive impairment in Parkinson's disease : subtypes and motor characteristics. Parkinsonism & related disorders. 2010, 16 (3), p.177-180.

5) Litvan, I.; Aarsland, D.; Adler, C. H.; Goldman, J. G.; Kulisevsky, J.; Mollenhauer, B. et al. MDS Task Force on mild cognitive impairment in Parkinson's disease : critical review of PD-MCI. Movement disorders : official journal of the Movement Disorder Society. 2011, 26(10), p.1814-1824.

6) Shimada, H.; Hirano, S.; Shinotoh, H.; Aotsuka, A.; Sato, K.; Tanaka, N. et al. Mapping of brain acetylcholinesterase alterations in Lewy body disease by PET. Neurology. 2009, 73(4), p.273-278.

（丸本浩平）

10, 11 感覚障害・その他（疲労、体重減少・低栄養）MindMap®

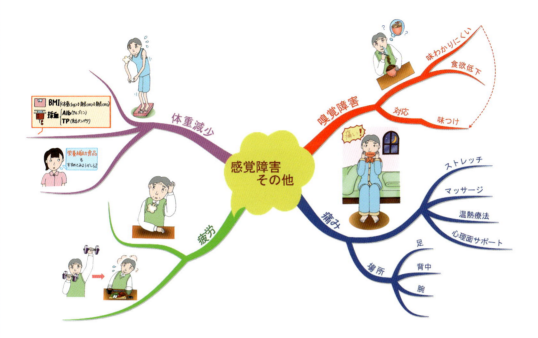

　嗅覚障害は、早い時期から出現することも多いようです。食べ物の味がわかりにくくなると、食欲が低下します。しっかりした味つけなどの工夫をします。

　痛みは、個人差があるようですが、足・背中・腕・首回りなど、身体のさまざまな部分で出現します。

　マッサージやストレッチ、温熱療法などの効果が期待できます。また心理面のサポートも重要です。

　その他の症状として、疲労、体重減少、低栄養などがあります。

　補助栄養や、食事時間などを工夫して、栄養状態の評価を継続していきます。

（副島和美）

10 感覚障害

> 症状

1
嗅覚低下

嗅覚障害は多くのパーキンソン病患者で、診断時にはすでに出現しています。嗅覚の低下のために、食べ物の味がわかりにくくなることから、食欲低下を起こす場合があります。

【対応】
しっかりした味付けなどの工夫で対応します。

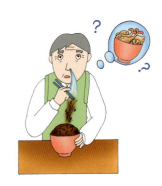

2
痛み

個人差はありますが、足、背中、腕、首回りといった身体のさまざまなところで痛みが出現します。

【対応】
痛みのケアでは、マッサージや心理面のサポートを行うことも重要です。ストレッチ、温熱療法などのリハビリテーションが有効なこともあります。がん患者や筋萎縮性側索硬化症（ALS）などに対する緩和ケアはさまざまな研究や実地臨床により進歩してきています。しかしパーキンソン病患者の痛みに対しての緩和ケアは、いまだまとまった対策がありません。緩和ケアは、早期から必要になることもあり、一般的な終末期的対応だけでなく、早期からの長期にわたる緩和ケアが重要です。

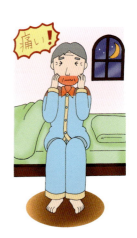

もっとくわしく

　パーキンソン病の嗅覚障害の特徴として、においの検知、識別、同定などの複雑な機能が障害されます。嗅覚障害の責任病巣としては嗅球のみの障害では説明がつかず、梨状葉皮質や扁桃体などの中枢伝導路の機能障害によるものと考えられます。

【治療】

　治療に関してドパミンは不応性です。嗅覚障害はパーキンソン病の発症前マーカーとしても期待されています。

　パーキンソン病の感覚症状や痛みの有病率は約67%と言われています[1]。高齢健常者と比較しても高率であり、有病率は男性より女性で高いと言われています[2]。痛みの部位は下肢、背部、上肢、頚部などで、運動症状の強い側で出現することが多いです。まれに口腔内、陰部、胸部、腹部に出現することもあります。

　痛みは、①筋骨格、②神経障害、③ジストニア、④中枢性、⑤アカシジアの5種類に分類されます。痛みには侵害受容性疼痛と神経障害性疼痛がありますが、パーキンソン病の疼痛は両者共に関連しています。侵害受容性疼痛は筋骨格、皮膚、内臓に関連する痛みでジストニア、姿勢異常、筋強剛（筋固縮）などで引き起こされます。また神経障害性疼痛は神経根痛や中枢障害により起こります。中枢性疼痛は灼熱感、痙攣様と表現され、神経支配領域に一致しない疼痛です。

【治療】

　抗パーキンソン病薬が効果を示すこともあり、一度調整を行い効果が見られないなら、侵害受容性疼痛であれば非ステロイド性鎮痛剤やオピオイド製剤を使用、神経障害性疼痛であればプレガバリン、抗うつ薬、抗てんかん薬などを使用します。

11 その他 （疲労、体重減少・低栄養）

症状

①

疲労

　パーキンソン病のうつの部分症状でない疲労の存在が指摘されています。

【対応】

　身体疲労、精神疲労に分類できることがあり、身体疲労の一つです。耐久性低下に対しては、リハビリテーションにて持久力向上の訓練が有効です。

②

体重減少・低栄養

　パーキンソン病では体重減少があります。食事の時間、内容に関しても薬の効果にも影響するため、医師、看護師、管理栄養士などで評価していきます。

【対応】

　自然と食事量を増やして適応している患者も多いですが、生活習慣病がなければ補助栄養（もしくは菓子）などの間食を増やすことも工夫の一つです。食事中のタンパク質にてL-ドパの吸収が悪くなるとのことで、一昔前には低タンパク食が試みられたことがありましたが、低タンパク食について十分なエビデンスはなく、過度なタンパク摂取制限は低栄養状態、筋肉量減少の原因となるため注意が必要です。

もっとくわしく

パーキンソン病のうつの部分症状でない疲労の存在が指摘されています。

【治療】
薬物治療としてはモダフィニル（わが国では保険適応なし）、ブロモクリプチン、プラミペキソール、ラサジリン、アマンタジンがあります。このような抗パーキンソン病薬が効果を認めることがあります。

パーキンソン病患者は発症前から体重減少があると言われています[3]。多くの場合、進行とともに体重が減少していきます。

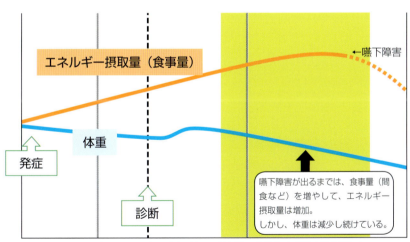

運動症状出現前から体重が減り始め、診断後に薬物治療が始まると増加に転じ進行期には再び減少傾向をたどる。

（Chen, H. 2003, Barichella, M. 2009 より引用改変）

図　パーキンソン病の体重変化とエネルギー摂取量

引用・参考文献

1) Broen, M. P.; Braaksma, M. M.; Patijn J, Weber, W. E. Prevalence of pain in Parkinson's disease : a systematic review using the modified QUADAS tool. Movement disorders : official journal of the Movement Disorder Society. 2012, 27(4), p.480-484.

2) Martinez-Martin, P.; Falup, P. C.; Odin, P.; van Hilten, JJ.; Antonini A.; Rojo-Abuin J. M. et al. Gender-related differences in the burden of non-motor symptoms in Parkinson's disease. J Neurol. 2012, 259(8), p.1639-1647.

3) Chen, H.; Zhang, S. M.; Hernan, M. A.; Willett, W. C.; Ascherio A. Weight loss in Parkinson's disease. Annals of neurology. 2003, 53(5), p.676-679.

（丸本浩平）

IV. 日常生活における看護

1 食事　MindMap®

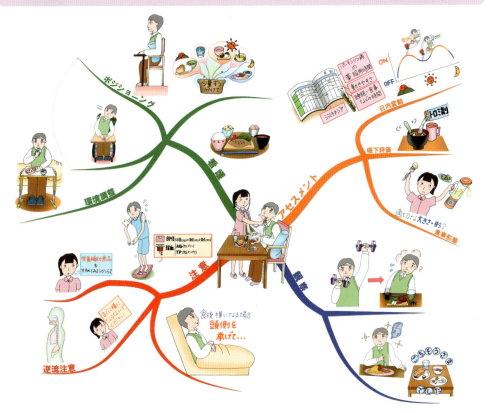

　パーキンソン病患者の飲み込みの状態には、日内変動があります。症状の日内変動に注意して、状態が良いときに食事が取れるようにします。
　また、嚥下機能の状態に応じて、どのような食事形態が良いのか工夫します。
　一日の食事量を維持するため、また食事性低血圧を軽減するために、少量ずつ分けて食べるのもよい方法です。

【看護のポイント】
- 食後低血圧が起こった際に転倒しないよう、ポジショニングや環境を整えます。
- 食後は、食物や胃液の逆流に注意します。

　パーキンソン病は消耗性疾患ですので、栄養状態の評価と食事中の胸郭の動きや疲労の観察も行います。

（副島和美）

IV 日常生活における看護

1 食事

> 看護のCHECK✓POINT

❶ 適切な嚥下評価と食事形態の選択が重要

- 朝昼夕食とおやつが食べやすい大きさであるか、確認しましょう。
- 必要であれば、とろみ剤を使用しましょう。

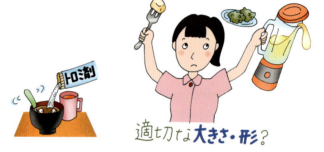

❷ 食事の評価は病期よりも症状の日内変動に注意

- 病期が長くなるからといって、必ずしも飲み込みがひどくなるわけではありません。
- 1日の症状の変化によって、飲み込みの状態は変わります。
- on（動きが良い）時に、食事を取れるようにしましょう。

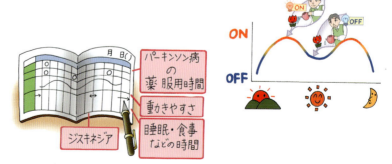

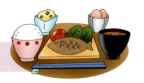

　パーキンソン病患者にとって、適切な嚥下評価と適切な食事形態の選択は生命に関わる重要な事項です。

　パーキンソン病患者の嚥下障害のスクリーニングとしては、「ホーン・ヤール（Hoehn-Yahr）重症度分類」、「低い体格指数」、「食物や飲み物の口腔内での保持が困難」の3つの判別指標[1]や、嚥下障害質問票（swallowing disturbance questionnaire：SDQ）などの自己回答式質問票を用いたものがあります。SDQは日本語版に翻訳されたもの（SDQ-J）があります[2]。

　適切な食事形態の選択は重要であり、パーキンソン病では食物の送り込みが悪く、嚥下反射が遅い患者へは、とろみをつける食事補助剤が有効との報告もあります[3]。また、パーキンソン病患者の多くは間食していることがあり、看護師は3食のほかにも間食の食事形態の評価へも注意をはらう必要があります。

　パーキンソン病症状の罹病期間と嚥下機能の低下は必ずしも相関しません[4]。早期から嚥下障害を呈するケースから、重症度が進んでも嚥下機能が保たれるケースまでさまざまです。

　パーキンソン病の症状であるオンオフ現象（on-off現象）、すり減り現象（wearing-off現象）による日内変動が嚥下機能へ影響をもたらすケースがあります。

　看護師は症状の変動を考慮して、1回の嚥下機能評価ではなく、1日を通してタイムリーに評価していく必要があります[5]。

❸ 病気による疲労も食事動作に影響

- 疲れやすい病気です。
- 食事前に疲れないように、過ごし方を工夫しましょう。
- 食事に時間がかかるときは、食べることに疲れてしまうので量を減らして分けて食べるといいですね。
- 食事の前半と後半で、食事動作・飲み込みの状態に変化がないか注目しましょう。

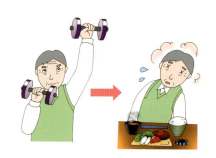

❹ 食事時のポジショニングと環境を調整

姿勢が傾くと食べにくく、また飲み込みにくくなるので、食事を取るための適切な姿勢になるよう、椅子・机・クッションを整えましょう。

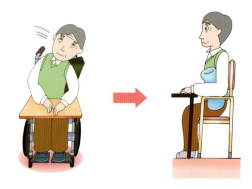

❺ 食事性低血圧や起立性低血圧による食事後の転倒に注意

- 食後、立ち上がったときに、血圧が下がりふらつきやすくなります。
- 転倒に注意しましょう。

対応）食事環境を工夫

- 食事の量を減らして分けて食べる方法によって、食事性低血圧が軽減します。
- ベッドサイドで食事することで、起立性低血圧が起こってもすぐに横になることができます。

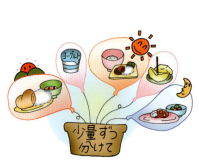
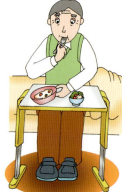

パーキンソン病の特徴である「疲労」を踏まえたアセスメントもまた重要です。

食事時間が長い患者の場合、食事開始時と終了間際では食事動作や嚥下状態に変化がみられることがあるので、食事の前半、後半での評価も考慮します。

疲労により、食事動作への影響があるケースでは休息のタイミングや、分割食を提案することで対応できる場合があります。また、食事直前の嚥下体操などはかえって疲労を増長させ、時折、食事動作や嚥下に影響をもたらすこともあります。これらのことから、食事前の運動や活動内容についても、併せて評価することが大切です。

パーキンソン病による姿勢異常は病期の進行とともに多くみられ、その寄与因子として「筋強剛（筋固縮）」、「ジストニア」、「局所性ミオパチーによる筋力低下」などがあります[6]。

個人差はありますが、疲労などでも姿勢保持が難しくなり、傾きが増強することもあります。姿勢の傾きはしばしば嚥下や食事動作に影響を及ぼしますので、看護師は食事時に姿勢を評価し、椅子の座面角度や高さの調整、クッションを用いたポジショニング、机の位置と高さを個別性に応じて整える必要があります。また、机に顔がつくほど姿勢異常が強くクッションなどでは調整が難しい場合、食事前に他動的な姿勢調整を目的としたストレッチなどが、効果時間は短いものの有効なケースもあります。

食事性低血圧や起立性低血圧は、高齢者にも起こりやすい症状ですが、パーキンソン病の自律神経障害により症状として現れることがあります。血圧の変動による転倒リスクには注意が必要です[7]。

食事場面において食後の食事性低血圧や、椅子からの立ち上がりによる起立性低血圧は転倒のリスクを高めます。

食事性低血圧による意識レベルの低下など症状が顕著な場合は、すぐに臥床できるベッドサイドでの食事や、分割食による食事性低血圧の軽減措置などの対策が必要です。

❻ 食べ物や胃液の食道への逆流に注意

胃や食道の働きが悪くなり逆流しやすくなります。
- 胃噴門部の機能低下
- 食道の蠕動運動の低下
- 消化器管粘膜の炎症

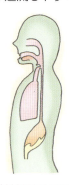
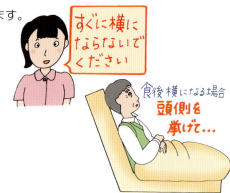

❼ 消耗性疾患であり、栄養状態も必ずチェック

- 日ごろからエネルギーをよく使う病気です。
- やせている場合は、栄養状態を確認し栄養補助食品などを検討しましょう。

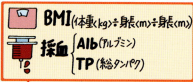
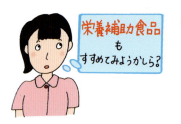
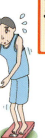

パーキンソン病は消化器機能の低下を引き起こし、食道の蠕動運動低下、食道胃噴門部の機能低下による逆流のリスクが高い疾患です[8]。

　逆流による食道粘膜の炎症や誤嚥が起こることがあり注意が必要です。

　患者には、食後すぐに横にならないように指導します。横になる場合にはベッド頭側を挙上するなどの対応を行い、食物の逆流による誤嚥と逆流性食道炎の予防に留意します。

　パーキンソン病患者の初期のアセスメントとして、痩せているかどうかという視点は大切です。BMI が低いことは、嚥下障害を判別する重要な要素の一つです。同時に、パーキンソン病は振戦や筋強剛（筋固縮）、自律神経障害である異常発汗など、健常者と比較してエネルギー消耗が高い疾患と考えられていますので、摂取カロリーと消費カロリーのバランスが破綻している可能性も考慮します。

　BMI、体重変動、採血による生化学検査結果からの適切なアセスメントと、必要時には栄養補助食品の提案などの対応が求められます。

PD看護・あるある

　人にとって、食べることは大きな喜びです。その喜びを持ち続けるためにも、口腔機能を維持し続けることは重要です。ホーン・ヤール重症度分類３度の女性は、舌が小さく萎縮し、まるでスナック菓子の『とんがりコーン』のような形状になっていました。運動性も低く左右の動きは１cm足らずで、口唇より外に出すことができませんでした。「食事に時間を要し、疲れてしまう」と訴えていましたので食前に両手で頬を包み揺らすことと、オーラルリハビリテーションによる舌のマッサージを１日１回昼食前に行うように勧めました。舌の動きが少しずつ改善し、口唇よりも外側まで伸ばせるようになりました。本人からは「食べやすくなった」と嬉しそうに報告を受けました。

（青木容子）

引用・参考文献

1) Lam K. et al. Simple clinical tests may predict severe oropharyngeal dysphagia in Parkinson's disease. Movement Disorders, 2007, 22(5), p.640-644.

2) Yamamoto, T. et al. Validation of the Japanese translation of the Swallowing Disturbance Questionnaire in Parkinson's disease patients. Qual Life Res. 2012, 21(7), p.1299-1303.

3) Troche, MS.; Sapienza CM.; Rosenbek JC. Effects of bolus consistency on timing and safety of swallow in patients with Parkinson's disease. Dysphagia. 2008, 23(1), p.26-32.

4) Monte, FS.et al. Swallowing abnormalities and dyskinesia in Parkinson's disease. Mov Disord. 2005, 20(4), p.457-462.

5) Olanow CW.; Watts RL.; Koller WC. An algorithm(decision tree)for the management of Parkinson's disease. treatment guidelines. Neurology. 2001, 56(11 Suppl 5), S1-S88.

6) Doherty, KM. et al. Postural deformities in Parkinson's disease. The Lancet Neurology. 2011, 10(6), p.538-49.

7) Kerr, G. et al. Predictors of future falls in Parkinson disease. Neurology. 2010, 75(2), p.116-124.

8) Nagaya,M. et al. Videofluorographic study of swallowing in Parkinson's disease. Dysphagia. 1998, 13(2), p.95-100.

（山下哲平）

2 排便　　MindMap®

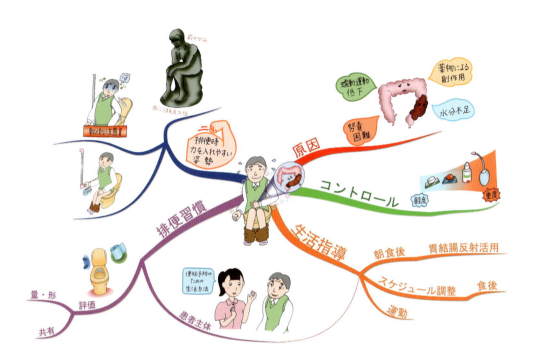

　パーキンソン病患者の多くは便秘を起こしています。原因は、自律神経障害、怒責困難、薬物による副作用、水分不足などです。

【看護のポイント】
- 患者主体で排便習慣を検討し、朝食後にトイレに行くスケジュール調整など生活方法を工夫します。
- 生活の工夫でも改善がない場合は、下剤や浣腸も検討します。
- 腹圧が低下し怒責しにくくなるため、排便時に力を入れやすい姿勢をとることがポイントです。考える人の銅像の姿勢が理想です。
- 排便後に血圧が低下しやすいので、立ち上がる際に転倒しないよう注意します。

（副島和美）

2 排便

> 看護の CHECK ☑ POINT

❶ パーキンソン病患者の多くは便秘

- 病気が進むと運動不足になり、より便秘が進みます。
- 多くの場合、病気になるずっと前から、便秘の症状がすでに出ていることがわかっています。

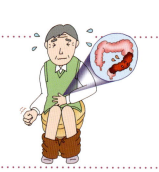

❷ 便秘の主な原因は自律神経障害、努責困難、薬物、水分不足など

なぜ便秘になるのでしょう？
蠕動運動の低下、薬物による副作用、努責の困難、水分の不足が挙げられます。

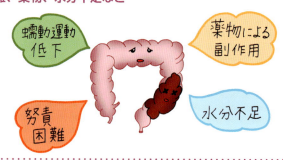

❸ 軽度便秘は生活指導で

軽度の便秘であれば生活指導により適切な排便習慣を整えます。

【評価】
- 便の量と形
- 本人と共有

【生活指導】
- 朝食後のトイレ
- 適度な運動
- 生活リズムの調整

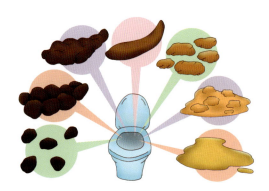

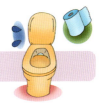

　近年、便秘がパーキンソン病の診断よりも10年以上先行して現れている可能性が指摘され[1]、最も頻度の高い消化器症状、自律神経障害とされています。
　病状の進行にともない運動量の低下などが相まって、重度の便秘になる患者はとても多い現状です。

　パーキンソン病の場合、便が形成され、排出されるまでの時間が長く、自律神経障害に関連した消化管の蠕動運動の低下が主な要因とされています[2]。
　そのほかにも便秘の要因として以下が挙げられます。

- 運動障害による腹圧低下（努責困難）
- 抗パーキンソン病薬による副作用
- 水分不足　など

　便秘に明確な定義はなく、まずは個別性に応じた排便状況の把握が必要です。
　排便状況の評価としてブリストルスケールを用いる方法があります[3]。
　排便量があるにもかかわらずに便秘を訴えるケースも多く、スケールによる客観的な評価と患者への適切なフィードバックが肝要です。便秘予防には適度な運動と排便習慣の確立に向けた生活指導を行います。生活スタイルにもよりますが可能な限り朝食後の胃結腸反射を利用した排便パターンが有効で、食後に十分な時間を確保できるようなスケジュール調整が重要です。排便パターンが夜間に偏ると、wearing-off現象でトイレに行けず、習慣性便秘に陥りやすいケースもあります。また、夜間の排便は介護負担の増大につながることもあり注意が必要です。さらには不眠や夜間転倒にもつながり、排便習慣の未確立は著しくQOLを阻害する要因となる可能性があります。

Ⅳ　日常生活における看護

❹ 改善のない場合は、下剤によるコントロールで

- 生活指導による改善のない場合は、下剤によるコントロールも検討します。
- 最初は便を柔らかくする薬を使って、それでも難しい便秘には腸を動かす薬や浣腸を勧めます。

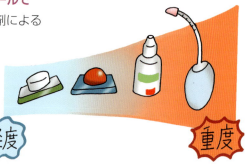

❺ 排便時は姿勢とリスクに注意

- 考える人の銅像の姿勢が理想です。
- 便を出した後と立ち上がるときに、血圧が下がりやすいので転倒に注意しましょう。
- 足が床に届かない場合は台を使う場合があります。

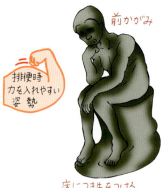
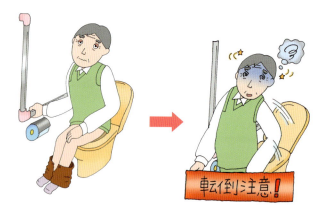

❻ 患者主体での管理支援が必要

早いうちから、便秘予防に大切な生活と薬の使い方を覚えてもらいましょう。

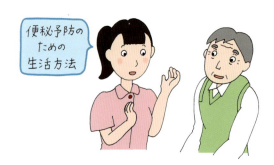

パーキンソン病は慢性疾患であり、便秘も長期化することから可能な限り習慣性の少ない緩下剤から開始することが推奨されます。

　重度の便秘症には、大腸刺激性下剤や浣腸を適宜使用してコントロールしますが、これらは習慣性が高いため連用は避けるようにします。

　パーキンソン病患者は、運動障害や姿勢異常による腹圧の低下が努責を困難にする場合があり、トイレでの排泄時の姿勢調整も配慮する必要があります。

　一般的に努責をかけやすい姿勢は、やや前傾の座位姿勢で、つま先もしくは足底が床に接地して安定した状態です。必要時、看護師は床台、手すりなどをうまく利用して腹圧をかけやすい姿勢へ調整します。

　リスク管理としては、排便困難の場合、長期間トイレに座る状態が続き、努責（ヴァルサルヴァ法）による血圧変動[4]、さらには排泄後の血圧低下、起立性低血圧といった循環動態の変化に意識を向けなければいけません。これらの症状を起因として転倒リスクが高まります。

　便秘の予防には、生活行動の改善と下剤の適切な管理が必要です。

　患者によっては、努責時に両手を引っぱってもらわないと出ない、浣腸を2本以上使用しないといけないといった便に関する独自の考えに固執してしまうケースがあり、しばしば介護者への負担など周囲へ影響を及ぼします。

　便秘については、早期からの適切な生活指導と薬物調整が大切であり、また長期化した場合の精神面のフォローも重要です。

IV 日常生活における看護

PD看護・あるある

　覚醒後起床前にバランスボールの小ボールによる腹部マッサージ（ボールを転がす、小さくバウンドさせる）と、大ボールを膝下に挿入し腰のひねり運動を行うように指導したところ、毎日の排便（快便）を認めるようになりました。

　ボールは枕元に常備し、覚醒後に全身の緊張をとるためのリハビリとして、起床前の生活行動の一部に組み込むことで習慣化できました。本人にとって効果の実感が大きかったことも継続できる一因になりました。

（青木容子）

引用・参考文献

1) Adams-Carr, K. L. et al. Constipation preceding Parkinson's disease : a systematic review and meta-analysis. J Neurol Neurosurg Psychiatry, 2016, 87(7), p.710-716.

2) Jost, W. ; Schimrigk, K. Constipation in Parkinson's disease. Klinische Wochenschrift, 1991, 69(20), p.906-909.

3) Minguez, P. M. ; Benages, M. A. The Bristol scale-a useful system to assess stool form? Revista espanola de enfermedades digestivas : organo oficial de la Sociedad Espanola de Patologia Digestiva, 2009, 101(5), p.305.

4) Singer, W. ; OPFER-GEHRKING, T. L. ; McPHEE, B. R. Influence of posture on the Valsalva manoeuvre. Clinical Science, 2001, 100(4), p.433-440.

（山下哲平）

3 排尿　　　　　　　　　　　　　MindMap®

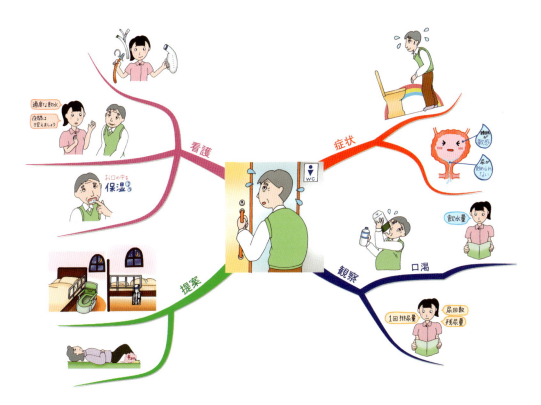

　パーキンソン病患者は、過活動膀胱による頻尿が多いです。
　内服薬の副作用などでのどが渇きやすく、水を多く飲んでしまって、トイレの回数が多くなることがあります。

【看護のポイント】
- 口渇の状態や飲水量を観察し、口渇には口腔保湿剤を用いることも有効です。
- 飲水量を把握し、夜間頻尿で、睡眠不足や疲労につながらないように、適切なタイミングの飲水ができるように生活指導を行います。
- 排尿障害について観察し、残尿がある場合にはリスクを考慮し、迅速に対応します。
- 頻尿に対して、骨盤底筋群の訓練を行います。
- 夜間は動作が緩慢になることがあるので、本人と相談しながら排尿方法（ポータブルトイレや尿器）を提案します。

（副島和美）

3 排尿

> 看護のCHECK ✓ POINT

① パーキンソン病の半数以上は排尿障害

多い症状は、
- 夜にトイレに行く
- 尿もれ
- すぐにトイレに行きたくなってがまんできない

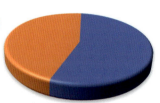

パーキンソン病患者の50％以上に排尿障害あり

② 主な症状は過活動膀胱による頻尿

　膀胱（ぼうこう）が過敏になって、おしっこがためられずにすぐに行きたくなる状態です。
　喉の渇きにより、夜水分を多く飲んでしまって、トイレの回数がより多くなります。

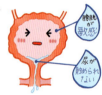
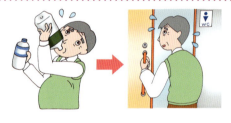

③ 排尿回数、量、残尿量、尿意切迫感の有無を確認

　排尿日誌などを利用して排尿障害の種類を把握しましょう。

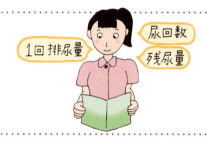

④ 残尿がある排尿障害には迅速に対応

　おしっこが出にくい、出ない場合はすぐに対応しましょう！

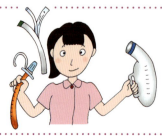

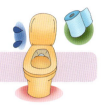

　パーキンソン病患者全体の50%以上は排尿障害をきたしているとの報告もあり[1]、QOLを大きく低下させる要因となっています。
　頻度の高い症状としては、夜間頻尿が最も多く、ほかにも尿意切迫感、切迫性尿失禁、日中頻尿などが挙げられます[2]。特に夜間の頻尿は、睡眠不足、日中の傾眠、疲労につながりADLを阻害します。

　パーキンソン病の排尿障害は、自律神経障害に起因した過活動膀胱による蓄尿障害が大部分を占めます[3]。
　早期から尿を膀胱にためることができずに切迫性の尿意を伴い、頻繁な排尿行動がみられます。また、パーキンソン病は自律神経障害や内服薬の副作用による口渇を伴うケースが多く[4]、多飲による多尿がさらに頻尿をきたす悪循環に陥ります。

　看護師は、パーキンソン病患者に対して排尿障害を疑わなければなりません。排尿日誌などを利用して、時間ごとの排尿回数をチェックします。1回排尿量の測定と残尿測定専用超音波装置を用いた残尿量の評価、排尿障害の有無と種類の鑑別が必要です。なんらかの排尿障害を認める場合は、主治医、泌尿器科医と連携して、対応策を考えます。

　多系統萎縮症では排尿困難、尿閉や残尿がある排出障害をきたすことも多いですが、パーキンソン病の場合、排出障害をきたすケースはまれです[2]。
　もし、尿排出障害を疑った場合には膀胱炎や腎盂腎炎などのリスクを考慮し、迅速に主治医、泌尿器科医と連携し、各種検査、内服治療や一時導尿などによって対応します。

❺ 1日の飲水量の把握とそれに応じた生活指導が大切

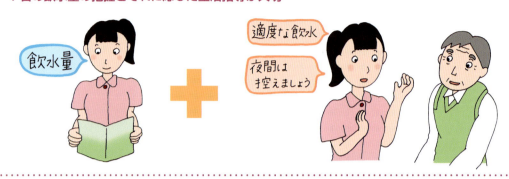

❻ 口渇へは口腔保湿ジェルなども有効
　商品の取り扱い説明書をよく読んでから使用しましょう。

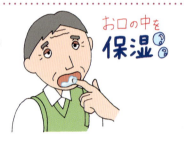

❼ 個別性に応じた排尿方法を提案
　昼間にトイレに行けていても、夜は動きが悪くなるので据え置きトイレや尿器を利用する場合があります。

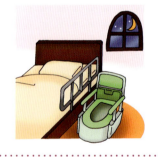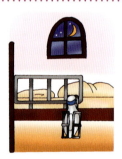

❽ 頻尿に対しては膀胱訓練や骨盤底筋群の訓練が有効

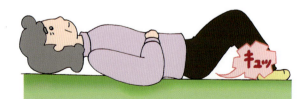

パーキンソン病患者の場合、口渇に対して飲水で対応すると多飲傾向となる場合があります。看護師は1日の飲水量の把握を行い、適度な飲水量となるように生活指導を行います。また、夜間の頻尿に対しては、夕食以降の飲水を控えるよう指導します。もし飲水する場合は、一度に大量に飲まず、少量ずつ飲むことも頻尿の軽減につながります。

　夜間の口渇に対しては飲水ではなく、口腔保湿ジェル・スプレーを用いて口腔内の乾燥を抑えることも有効な手段です。ケアに際しては、製品の使用方法に基づいて使用します。

　パーキンソン病は日中と夜間では運動症状の変化により、動作が制限されることがあります。一般的には、夜間は wearing-off 現象などで、日中に比べ動作が緩慢となる場合があります。そのため、夜間頻尿時には機能性尿失禁となることが多く、また尿意切迫により急いでトイレに向かおうとして転倒するリスクが高くなります。

　看護師は、機能性尿失禁や転倒予防のため、本人と相談しながら夜間の排尿方法（ポータブルトイレや尿器）を検討します。

　パーキンソン病を有する高齢者に対して、尿失禁を治療するための運動を主とした行動療法が有効であったとの報告もあります[5]。

　生活指導として膀胱や骨盤底筋群の訓練を勧めることも、一つの手段として検討します。

> **PD看護・あるある**
>
> 　独り暮らしの女性で、笑ったり立ったりしたときに尿が漏れる腹圧性失禁を訴える方がいました。訪問開始当初はバランスボールを取り入れたリハビリテーションで、身体も動きやすくなり失禁症状も軽減していました。症状の進行とともに失禁することが増え、入浴介助の際に確認する尿漏れの量は徐々に増えました。対策としては、尿意を感じなくても時間を決めてトイレに行く、着脱しやすい衣類を着用することなどを行いました。同時に、日中と夜間両方のトイレまでの動線を確認し、より安全に効率よく排泄できる方法を考えました。必要に応じ、ベッドやその他家具の配置を変更することもあります。
>
> 　尿漏れの初期の場合は尿漏れ用のパットなどを使用しますが、特に高齢の方ではもったいないからと少々の汚染ではパットを交換しないことも少なくありません。これでは膀胱炎などの原因になりかねません。訪問看護師は、家の中や本人からの尿臭やごみの様子から尿漏れの状態を確認しています。そして尿漏れ対策の運動を促しつつ、適切なパットの選択を提案します。その際には経済面への考慮も必要です。そして、膀胱炎を起こさない、起こしても初期で食い止めていく必要があります。そのために、本人・家族・サービス提供者それぞれが何をできるかを考え実践できるよう伝えることが訪問看護師の役割だと考えています。
>
> （青木容子）

引用・参考文献

1) Winge, K.；Nielsen, KK. Bladder dysfunction in advanced Parkinson's disease. Neurourology and urodynamics, 2012, 31(8), p.1279-1283.

2) Winge, K. et al. Prevalence of bladder dysfunction in Parkinsons disease. Neurourology and urodynamics, 2006, 25(2), p.116-122.

3) Stocchi, F. et al. Urodynamic and neurophysiological evaluation in Parkinson's disease and multiple system atrophy. Journal of Neurology, Neurosurgery & Psychiatry, 1997, 62(5), p.507-511.

4) Cersosimo, M. G. et al. Dry mouth：an overlooked autonomic symptom of Parkinson's disease. Journal of Parkinson's disease, 2011, 1(2), p.169-173.

5) Vaughan, C. et al. Behavioral therapy to treat urinary incontinence in Parkinson disease. Neurology, 2011, 76(19), p.1631-1634.

（山下哲平）

4 移動・活動　　　　　　　　　　　　　　　MindMap®

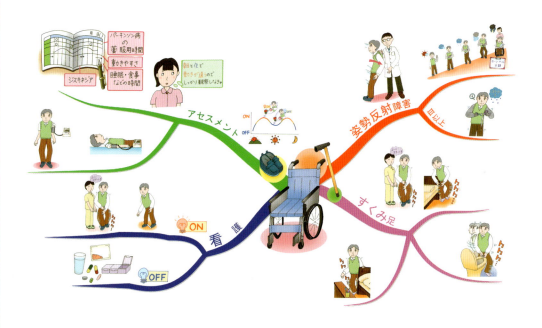

　パーキンソン病患者は、ホーン・ヤール重症度分類3度から姿勢反射障害やすくみ足など、移動についての障害が出現します。

【看護のポイント】

- すくみ足が起こりにくいように、広い生活スペースを取ります。
- 生活の状況・環境・身体面・精神面を含めたアセスメントが大切で、特に薬のコントロール状況のチェックや、姿勢による血圧の変化もしっかり把握します。
- on のすくみ足には、床に線を引いたり、声を掛けることなど外的な刺激を用います。
- off のすくみ足には、薬の調整を考えます。

（副島和美）

4 移動・活動

> 看護のCHECK ✓ POINT

① 移動についての障害は、ホーン・ヤール重症度分類 3 度以上から

　ホーン・ヤール重症度分類 3 度から姿勢反射障害がみられるようになり、バランスをくずしやすくなります。

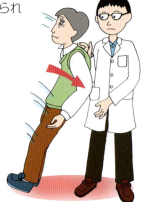

② 姿勢反射障害とすくみ足による高い転倒リスク

　すくみ足が起こりにくいように、広い生活スペースを取りましょう。

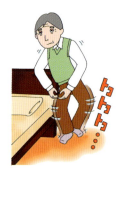 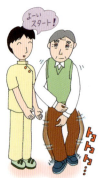 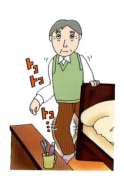 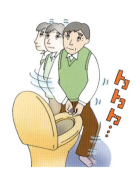

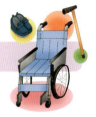

　パーキンソン病の進行にともない、移動に障害が現れるのは、ホーン・ヤール重症度分類で言うと3度以上です。この時より姿勢反射障害の初期徴候がみられます。方向転換時にバランスを崩したり、軽度の姿勢保持障害が出現したりします。身体機能全般でみても、軽度から中等度に障害されます。しかし、症状の進行には個人差があり、早い段階で動作の緩慢さや歩行障害、姿勢反射障害が出現するタイプ（postural instability and gait difficulty：PIGD）もあります[1]。

　臨床上、移動に影響を与えるパーキンソン病の症状として、すくみ足と姿勢反射障害が挙げられます。
　すくみ足は歩行開始時に一歩が出ない状態ですが、方向転換時や目標の直前、狭いスペースで起こりやすい特徴があります[2]。
　姿勢反射障害は、姿勢が傾いたときに重心の位置を調整、足を踏み出して支持面を広げる動作によりバランスをとることが困難となる症状です。
　そのため、ベッドサイドで動きが止まったり、患者の後方から呼びかけたりすると、振り向きざまに転倒するといった事象が発生します。すくみ足と姿勢反射障害による移動時の転倒事象は多く、症状の特性を理解したリスクの把握と対応、すくみ足の起きにくいスペースと動線の確保といった環境調整が看護師の重要な役割です。

❸ 生活の状況・環境・身体面・精神面を含めたアセスメント

活動は薬の影響によって変化することがあります。

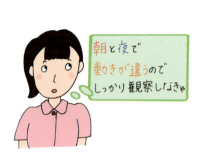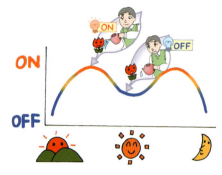

❹ 生活に応じた薬のコントロールを支援

薬を飲む時間、動きの調子など、1日を通してチェックしていきましょう。

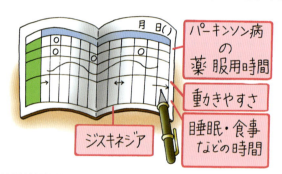

❺ 自律神経障害の影響を考慮した対応が必要

横になっているときと起き上がったときの両方の血圧の変化をしっかり把握しましょう。

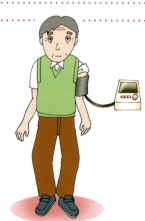
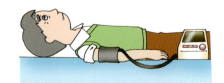

パーキンソン病患者の身体症状への薬物療法は、症状軽減に効果的である一方で、日常生活動作の自立度も薬の血中濃度などの影響により日内変動する特徴があります。

　生活動作は日中に評価することが多く、夜間の身体機能の評価が適切になされていない場合があります。このため、「できるADL」と「しているADL」のギャップが大きい疾患であると言えます。

　また、日内変動以外にも環境やうつ、アパシーなどの精神面による影響も受けやすく、介護者や家族、周囲から「怠けている」と誤認されることもあります。

　看護師は病気の特徴を理解し、日中はもちろんのこと早朝、夜間の動作を適切に評価し、身体面のみならず精神面も含めたアセスメント能力が必要です。

　生活動作のなかでも移動に関しては、薬効の影響が顕著に現れます。個々の生活状況に応じた適切な薬物コントロールが必要です。そのうえで、看護師は療養日誌などを用いて生活状況と、on-off現象、wearing-off現象による生活動作の変化を把握し、医師へ詳細な情報提供をすることが求められます。療養日誌については製薬会社が作成したものや各施設オリジナルのもの、特定の症状に特化したものなどさまざまあります[3]。

　移動時やベッドからの立ち上がり時に注意すべき事項として、自律神経障害があります。

　パーキンソン病患者は、起立性低血圧や食事性低血圧、臥位高血圧といった症状を呈することがあります。循環動態の変化の大きい疾患です。

　ベッドからの起き上がり時や、座位姿勢からの立ち上がり時の血圧低下による転倒リスクを考慮し、事前に血圧変動の有無について評価し対応します。

❻ キュー（cue、きっかけ・刺激）を用いたアプローチが有効

onでのすくみ足については、床に線を引いたり、号令をかけたりするなど、目と耳へ合図を送ることで、症状がやわらぐことがあります。

offでのすくみ足については、薬の調整を考えましょう。

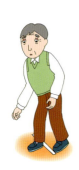
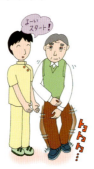
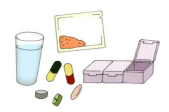

PD看護・あるある

　70歳代の男性Aさんはon-off現象があり、offになるとまったく動けなくなりました。訪問看護では、リラクセーション目的でマッサージを行い可動域訓練や歩行練習を行っていました。会話の中で若いころに野球をしていたことを知り、自宅にあったバレーボールを使ってボールパスをリハビリメニューに加えました。すると身体の動きが悪いときにも、ボールパスをすると機敏に動けることがわかりました。どんなに早く投げても素早くキャッチでき、offになり椅子で固まっているときでさえ、ボールを投げるとしっかり受け止められるのです。動きが悪くなるとボールを投げ、それをきっかけに動き出せるようになりoff時の対応に使うよう家族にも指導しました。

（青木容子）

on 時のすくみ足やそれに伴う小刻み歩行については、パーキンソン病の特徴である「矛盾性運動」を利用した対応が有効です。すくみ足が頻発する狭い通路やトイレなどの目標物の手前のスペースの床に、テープやマーカーで線を引く、歩き始めに号令をかける、つえの先端にバーをつけるなどのキュー（cue）を入れることで改善がみられるケースがあります[4,5]。

人によって効果に差があるため、さまざまな聴覚・視覚キューを用いて対応することが肝要です。キューを考慮した環境調整と介助、家族への指導が看護師の役割です。

off 時のすくみ足には薬物調整が有効であり、医師との連携で対応します。

引用・参考文献

1) Jankovic, J. et al. Variable expression of Parkinson's disease A base-line analysis of the DAT ATOP cohort. Neurology, 1990, 40(10), p.1529-1529.

2) Okuma, Y.; Yanagisawa, N. The clinical spectrum of freezing of gait in Parkinson's disease. Movement Disorders, 2008, 23(2), p.426-430.

3) Hauser, RA, et al. A home diary to assess functional status in patients with Parkinson's disease with motor fluctuations and dyskinesia. Clinical neuropharmacology, 2000, 23(2), p.75-81.

4) Okuma, Y. Freezing of gait in Parkinson's disease. Journal of neurology, 2006, 253(7), p.vii27-vii32.

5) Lim, I. et al. Effects of external rhythmical cueing on gait in patients with Parkinson's disease：a systematic review. Clinical rehabilitation, 2005, 19(7), p.695-713.

（山下哲平）

5 更衣・保清　　　　MindMap®

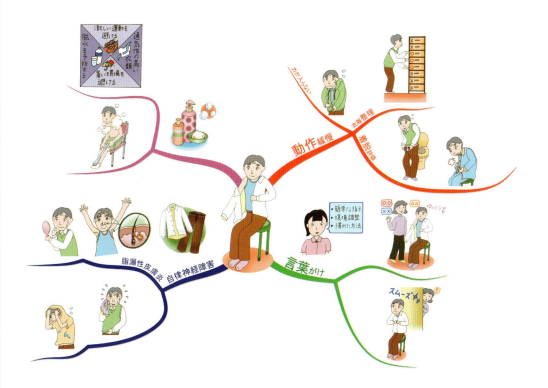

　パーキンソン病患者は、うまく力が入らないことや手指の変形や前かがみの姿勢によって、動作緩慢となり、着脱が難しくなります。
　また、自律神経障害による発汗過多や脂漏性皮膚炎が問題となることもあります。
　更衣の際にはたくさんの手順や方法を一度に伝えると、動作を行うことが難しくなります。

【看護のポイント】
- 安全に手が届く範囲に衣服を整理します。
- トイレでの衣服の着脱のスピードを評価し、衣類選択や環境を整えます。
- 皮膚を観察し、清潔にします。
- 更衣の際には集中できる環境で、複雑な指示を避け簡単で理解しやすい声掛けを行います。

（副島和美）

5 更衣・保清

> 看護の CHECK ☑ POINT

① うまく力が入らずに更衣動作が困難

瞬時にキュッと力を入れる動きがうまくできません。

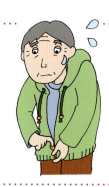

② 手指の変形で更衣が困難

病気によって変わってしまった手の形と、
前かがみの姿勢によって着替えが難しくなります。

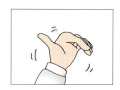 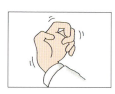 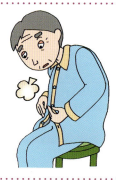

③ 自律神経障害による発汗過多で更衣動作が困難

汗をかきやすく、服が体にくっついてしまい着替えにくくなります。

汗をかきすぎないようにするためには、
- 激しい運動を避ける
- 脱水を予防する
- 通気性の高い衣類を選択する
- 暑い環境を避ける

ことが必要です。

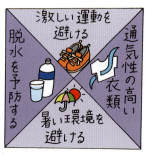 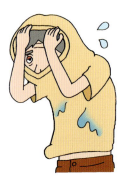

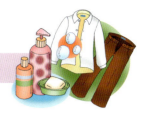

　パーキンソン病患者は動作緩慢（bradykinesia）の症状を呈し、筋出力が弱くゆっくりで、指先などに力が入りにくくなります[1]。
　更衣場面では「ファスナーが上げにくい」、「ズボンを引き上げるのに時間がかかる」といった訴えがあります。病態を理解し、細部まで評価し、必要時介助していきます。

　更衣動作に影響する症状として、動作緩慢のほかに、手指の変形や姿勢異常も阻害因子として考えられます。
　パーキンソン病は特徴的な手指の変形があり、タイプ別に分類されています[2]。
　この変形は、時に更衣での着衣をつかむ動作やボタンの掛け外しに影響を与えます。

　発汗過多は顔、頭を含む上半身に多くみられます[3]。発汗は衣服との摩擦係数を高め、脱衣をしづらくしたり、着衣の背部に乱れが残ったりすることがあります。発汗過多は精神的、社会的側面での影響もあり、QOL（quality of life、生活の質）との関係も指摘されています[4]。また、発汗過多はパーキンソン病の運動症状との関連もあり、症状の程度がADL（activities of daily living、日常生活動作）もしくはQOLを阻害する場合、医師との連携をはかり薬物調整なども視野に検討します。
　患者へは激しい運動や暑い環境を避け、通気性の高い衣服の選択や脱水に注意した適切な水分補給を指導するようにします[5]。

❹ 更衣の介助は環境の整備とわかりやすい言葉掛け

　たくさんの手順や方法を一度に伝えると、動作を取ることが難しくなる傾向にあります。
　集中できる環境であれば、動作がしやすくなる場合があります。

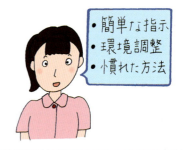

❺ トイレ内での衣服の着脱も評価

　トイレでのズボンの上げ下ろしが間に合わない場合は、着脱しやすい衣服を選びましょう。

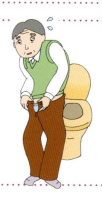

❻ 安全なリーチ動作の範囲内で衣服を収納

　安全に手が届く範囲を評価しましょう。

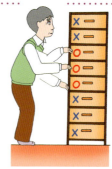

❼ 症状に応じた適切な保清ケア

　皮膚の汚れ具合は症状によって変わりますので、よく観察し皮膚を清潔に保つことが大切です。

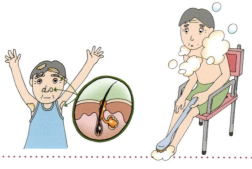

疾患の特徴として、多重課題の処理が難しいことがあります。それぞれの身体状況に応じた更衣動作の指導を行います。また、介助時に複数の指示で急かすようなかかわりは控えて、可能な限りシンプルな言葉掛けと集中できる環境を整備します。

　パーキンソン病患者は、新たな生活動作習得が困難なことが多いため、これまで習慣的に行われていた方法に可能な限り沿った生活指導の工夫も大切です。

　トイレで排泄するときには、ズボンと下着の着脱が必要となります。パーキンソン病患者は、この動作に時間を要すため、機能的な尿・便失禁が起こることがあります。

　尿意切迫感や、排便の形状と下衣の着脱に要する時間を含めてアセスメントし、適切な衣類選択と環境調整、生活指導が必要です。

　衣服の収納についても注意が必要な事項があります。パーキンソン病患者は、衣服の出し入れや整理をする際に転倒するケースがあります。また、防御反応がうまくできずに、壁やたんすの角に顔を打ち付けて、出血を伴う外傷が発生することもあります。

　患者の安全なリーチ動作（どこまで安全に手を伸ばせるか）を評価し、その範囲内での衣服の整理を考慮します。

　自律神経障害からくる発汗過多、ふけ、脂漏性皮膚炎が問題となります[6]。発汗過多については本人の訴えや不快感を考慮して保清ケア計画を立案します。脂漏性皮膚炎などの皮膚障害は、頭部や顔、体幹の皮膚状態と自覚症状を適宜評価し、必要時に皮膚科との連携も検討します。

PD看護・あるある

　自宅での入浴が困難になると、デイサービスや訪問入浴を利用することになります。しかし、どうしても自宅で入浴したいと言われる方も少なくはありません。70歳代女性のDさんは、何度も転倒しているにもかかわらず、長らく一人でシャワー浴をしていました。訪問看護中もしくはご家族の訪問中に入浴を行っていただくようにと伝えても聞き入れられませんでした。しかし、膝の痛みをきっかけに入浴介助ができるようになりました。入浴介助では、全身の観察とともに衣服の着脱や洗体・洗髪動作、浴槽のまたぎ動作など多くの生活行動を確認することができます。Dさんには僧帽筋の著明な萎縮が有り、脊柱起立筋には左右差がありました。洗髪・洗体では肩関節の可動域が確認できました。浴槽に漬かりながら肩や肩甲骨周囲の用手微振動を行うことで、首の可動域が拡大しました。衣類の着用では手順の確認をしながら、着衣のしやすさについて検討しました。看護師の行う生活リハビリテーションは生活の行動の中にあるということを実感したケースでした。

（青木容子）

引用・参考文献

1) Berardelli, A. et al. Pathophysiology of bradykinesia in Parkinson's disease. Brain, 2001, 124(11), p.2131-2146.

2) Okano, H.; Sakuta, M. "PDにおける手指の変形". Brain and Nerve 脳と神経, 2006, 58(9), p.763-769.

3) Schestatsky, P. et al. Hyperhidrosis in Parkinson's disease. Movement disorders : official journal of the Movement Disorder Society, 2006, 21(10), p.1744.

4) Swinn, L. et al. Sweating dysfunction in Parkinson's disease. Movement disorders, 2003, 18(12), p.1459-1463.

5) Feddersen, B.; Klopstock, T.; Noachtar, S. Hyperhidrosis in Parkinson disease. Neurology, 2005, 64(3), p.571.

6) Borda, L. J.; Wikramanayake, T. C. Seborrheic dermatitis and dandruff : a comprehensive review. Journal of clinical and investigative dermatology, 2015, 3(2), p.1-10.

（山下哲平）

6 コミュニケーション　　MindMap®

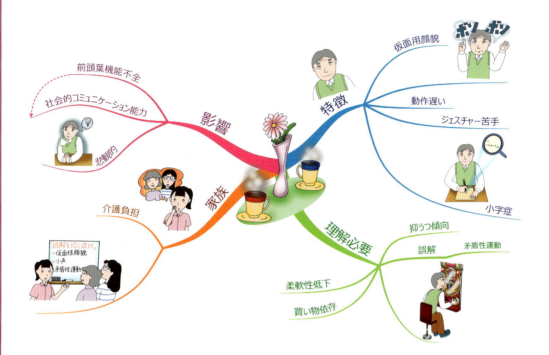

　パーキンソン病患者は、前頭葉機能不全や大脳辺縁系の障害に関連して、社会的コミュニケーション能力が低下することがあります。

　低い単調な声でボソボソと話し、うまく表情が出せないことや動作の遅さから対人関係においてコミュニケーションがうまくいかないことも、疾患の特徴です。

　手紙など字がうまく書けないことや、都合の良いときだけ動いているように見える矛盾性運動といった症状もあります。精神面では、抑うつ傾向や悲観的な特性が見られること、衝動を止められないことがあります。

【看護のポイント】
- 家族や周囲の人にも症状を理解してもらえるよう、介護負担にも配慮しながら、疾患によるコミュニケーションの特徴を伝えることが大切です。

（副島和美）

6 コミュニケーション

看護のCHECK ✓ POINT

① 実用的な社会的コミュニケーション能力が低下

　うまく表情が出せず、また相手の表情を読み取れず、さらに動作の遅さからジェスチャーが苦手のため、相手とのコミュニケーションがうまくいきません。

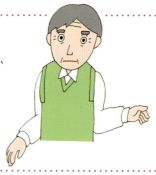

② 低い低調な声と小字症

- 会話がうまくできません。
- 手紙などがうまく書けません。

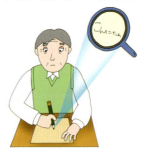

③ 他者の理解が得られず、誤解を与える

- 誤解されやすい症状があります。

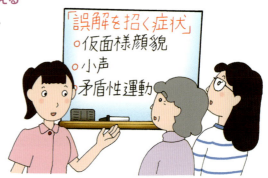

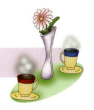

　パーキンソン病は、前頭葉機能不全や大脳辺縁系の障害に関連した実用的な社会的コミュニケーション能力が損なわれていることがあります。さらに、本人はみずからの能力や声の大きさを過大評価している傾向にあると考えられています。また、仮面様顔貌や運動障害によりジェスチャーがうまくできず、感情を伝えること、相手の表情を読み取ることの困難さを経験しています[1]。

　小声で抑揚がありません。ボソボソといった感じで話し、低い単調な声（low monotonous voice）が症状としてみられます[2]。この症状は言語的な意思疎通に影響を与えます。
　また、書字においてもだんだん文字が小さくなる小字症（micrographia）があり[3]、これも文章などによるコミュニケーションを阻害します。小字症は視覚による影響が指摘されていますが、確立した治療法の報告はありません。発声については言語療法により一定の効果を示す報告もあります[4]。

　複雑な病態でさまざまな症状を呈する疾患であるため、他者からの理解が得られずに対人関係において困難をきたす場合があります。他者の中には、専門でない医療従事者や身近な家族も含まれることが多く、より困難さを際立たせています。仮面様顔貌や構音障害（小声）による影響はもちろんですが、誤解を生じさせる症状としては、矛盾性運動などの一般に理解し難い動作が挙げられます。ふだん生活動作に介助を要するものの、みずからが夢中になるイベントになると身体が動いたり、介助者や家族が目の前にいると急に動きが悪くなったり、客観的には都合の良いときだけ動いているように見えて誤解を与えてしまいます。

❹ 精神症状

- 「抑うつ」、「悲観」、「病的賭博」、「買い物依存」、「潔癖」、「暴食」などの精神症状が現れます。
- 看護師は病気になる前の性格と比べて、検討します。
- 家族や介護者に疾患への理解を促すとともに、介護負担の軽減にも配慮が必要です。

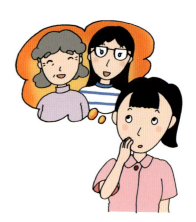

> **PD看護・あるある**
>
> 70歳代の男性Bさんは、サービス付き高齢者住宅に入居していました。ギャンブルにより家族関係が悪くなり離婚したと情報にありました。前傾姿勢で歩行器を使って歩行していましたが、室内での転倒を繰り返していました。そのような状態にもかかわらず、一人でタクシーに乗り場外馬券場に行くことを繰り返しました。また、気分転換や社会参加を含めたリハビリテーションとして、一緒に外出しスーパーに買い物にいっていました。その際購入したお菓子やパンは一気に食べてしまうことが多々ありました。そのほかに訪問介護も利用していたのですが、ヘルパーの訪問時に裸になる、みだらな発言をするなどの行動が問題になりました。そのころは認知症状および性格的なものと思っていましたが、衝動制御障害による一つの症状だったのかもしれません。そのような知識があれば、もっと理解ある言葉掛けができたのではないかと思っています。
>
> （青木容子）

パーキンソン病患者は感情的で情緒的な柔軟性がなく、抑うつ傾向、悲観的な性格上の特性がみられます[5]。また、病的とばく、性欲亢進、買い物依存などの衝動制御障害、潔癖、暴食、L-ドパ渇望などの強迫性行動を生じることもあります[6]。

患者の重症度に応じて家族や介護者の理解を得るために、看護師には病態・症状についての説明や指導が必要です。また、重症度に応じて家族・介護者への負担が高くなる疾患であることも理解し、介護負担の軽減に努める役割も求められます[7]。

引用・参考文献

1) McNamara, P.; Durso, R. Pragmatic communication skills in patients with Parkinson's disease. Brain and language, 2003, 84(3), p.414-423.

2) Hoa, A. K., et al. Speech impairment in a large sample of patients with Parkinson's disease. Behavioural Neurology, 1999, 11(1998), p. 131-137.

3) McLennan, J. et al. Micrographia in Parkinson's disease. Journal of the neurological sciences, 1972, 15(2), p.141-152.

4) Herd, C. P. et al. Comparison of speech and language therapy techniques for speech problems in Parkinson's disease Cochrane Database. Syst. Rev., 2012, (8), CD002814.

5) Todes, C.; Lees, A. The pre-morbid personality of patients with Parkinson's disease. Journal of Neurology, Neurosurgery, and Psychiatry, 1985, 48(2), p.97-100.

6) Voon, V.; Mehta. A. R.; Hallett, M. Impulse control disorders in Parkinson's disease: recent advances. Current opinion in neurology, 2011, 24(4), p.324-330.

7) Martinez-Martin, P. et al. Caregiver burden in Parkinson's disease. Movement disorders, 2007, 22(7), p.924-931.

（山下哲平）

7 内服管理　　　　　　　　　　　　　MindMap®

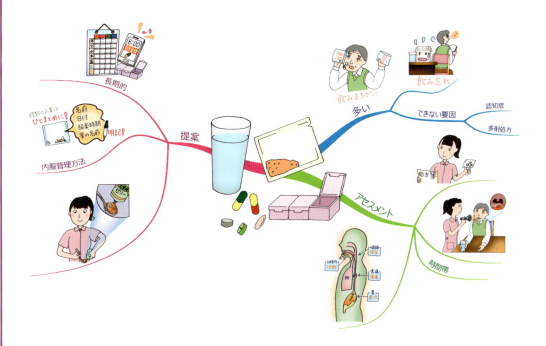

　パーキンソン病患者は、複雑な多剤処方や認知症・気分障害などのため、薬の飲み忘れや誤った服用が多くみられます。うまく薬を飲めたようでも、喉の奥に引っかかっていることもあり、観察が大切です。薬が食道などに残留すると潰瘍ができることもあるので、注意が必要です。

　また、時間帯によっても薬を飲むのが難しくなることもあります。

【看護のポイント】

- 内服状況のアセスメントとして、薬が適切に飲めているかどうかを確認します。
- 処方箋と薬の残数を照合し、飲み忘れ・飲みすぎの確認を行います。
- 内服薬の形状に応じた嚥下機能の評価を行います。
- 個別性による内服管理の方法では、服薬ケースの活用やアラームの利用、複数の処方を一包化するなどの提案も有効です。
- 薬剤の嚥下が困難な場合は、内服用ゼリーの使用なども考慮します。

（副島和美）

7 内服管理

看護のCHECK ✓ POINT

① 内服薬の飲み忘れや、飲み間違いが多い

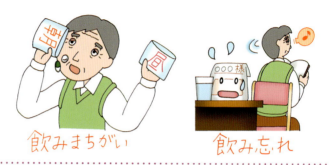

② 認知症や複雑な多剤処方による混乱

適切な内服管理ができない要因は、認知症や複雑な多剤処方などです。正確に内服することは、治療の効果を上げ、無駄な医療費を抑えることにつながります。

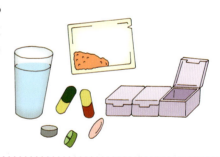

③ 内服状況の適切なアセスメント

薬が適切に飲めているかどうかを確認しましょう。

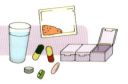

　適切に内服管理ができていない患者は少なくありません[1]。ほとんどの患者が内服を忘れたり、適切なタイミングで内服できなかったり、過剰な量や誤った量での内服がみられます。薬物についてのアドヒアランス※が低下しています。

　実際、入院日の内服薬の残量と処方箋の照合で、ほとんどの患者で両者が一致していないという経験をします。

※用語集参照。

　薬物に対するノンアドヒアランスについての調査では、気分障害、認知機能障害、QOLの低下、罹病期間の長期化、複雑な多剤処方、危険行動、疾患についての知識不足、配偶者・パートナーの不在、低収入、雇用性の不安定などが関連因子として挙げられています[2]。

　薬物のノンアドヒアランスは、治療効果や薬物コントロールへ影響を与え、過剰処方は経済的損失につながり大きな問題です。

　看護師は、患者の内服状況についてのアセスメントをすることが重要であり、生活面への影響も大きく、短期だけでなく長期的なアウトカムをもった対応が求められます。

　まず、内服薬の処方箋と残数を照合し、内服忘れがないか、または飲みすぎていないかを確認します。併せて、内服管理の方法を患者・家族より聴取して、問題の特定と対応策を考えていきます。

❹ 個別性に応じた内服管理の提案

本人と相談して、それぞれにあった方法を一緒にみつけましょう。

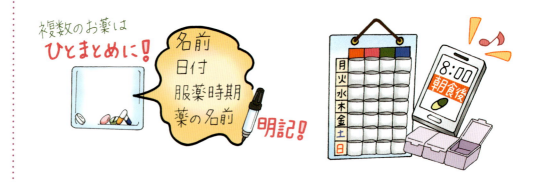

❺ 内服薬の形状に応じた嚥下機能の評価

　錠剤の大きなものは飲みにくく、時間帯によっては薬を飲むことが難しくなります。
　うまく薬を飲めたようでも、喉の奥に引っかかることもありますのでしっかりと観察しましょう。

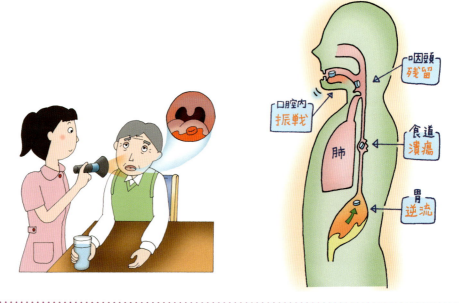

内服管理の方法は多種多様です。その中から看護師は、患者・家族背景に合った方法を選択し、指導と評価を行い、長期的な内服管理を目指します。

　いずれの管理方法であっても、可能な限り複数の薬を一包化し、袋に日付と内服するタイミング（食後など）を明記することが、内服ミスを防ぐことにつながり、推奨されます。内服薬の整理には、服薬ケースに分類する方法や服薬カレンダーに入れる方法があります。また近年、スマートホンの普及により専用のアプリケーションが開発されています。あらかじめ設定した内服時間になるとアラームなどで知らせてくれる機能もあり、うまく活用すれば有用です。過剰投与に対しては、薬に関する知識の確認と飲みすぎによる副作用（ジスキネジアなど）についても指導が必要です。

　不安やうつに関しても、適切にアセスメントして精神科医・心療内科医やカウンセリングといった他職種に助言を仰ぐことなども考慮します。服薬アドヒアランスへの介入はQOL の向上に寄与するとの報告もあり、より重要性の高い看護です[3]。

　内服管理以外にも、服薬ができるかどうかを確かめる嚥下機能の評価は重要です。

　徐放剤などは、半減期が長く wearing-off 現象の改善などに効果が認められますが、錠剤が大きく、時に嚥下機能への考慮をせずに処方されるケースでは注意が必要です。内服後に口腔内に薬剤の残留がなくても、薬剤の色がついた流涎などがみられるケースでは適切に内服できていません。その場合は、食道の蠕動運動の低下、胃噴門機能低下による逆流、咽頭残留を予想します。またパーキンソン病の嚥下機能は、疲労や血圧、薬効動態の変化により日内的に変動があります。たとえ、日中には内服できていても、夜間や早朝の内服が困難になることもあります。薬剤の嚥下が困難な場合は、内服用のゼリーの使用や、処方医へ情報提供を行います。

　正しく服用できないと適切な薬物調整が期待できず、ADL へ大きく影響を与えます。うまく飲み込めず薬剤が食道などに残留すると、刺激により潰瘍形成となる可能性もあり、危険です。

PD看護・あるある

　独り暮らしの方の場合、服薬行動については認知機能・嚥下機能・運動機能など幾つもの評価が必要です。薬を飲むことを忘れてしまう場合は、服薬カレンダーを目につきやすいところに置く、電話で促すなどがあります。それでも困難な場合は、各サービスの訪問時間を調整することで、服薬を促します。幾つもの薬があって間違えやすい、あるいはシートから出す作業が困難な場合は、一包化を依頼するなど飲みやすくする支援を行います。嚥下に問題があれば、ゼリーなどを使いつつ薬の大きさや形状についてアセスメントします。誰にも長年積み重ねたそれぞれの暮らし方があります。その暮らし方を損ねない形で、問題解決できるよう一つひとつ細やかに確認していくことが重要だと思います。

（青木容子）

引用・参考文献

1) Leopold, N.; Polansky, M.; Hurka, M. Drug adherence in Parkinson's disease. Movement disorders: official journal of the Movement Disorder Society, 2004, 19(5), p.513-517.

2) Daley, D. et al. Systematic review on factors associated with medication non-adherence in Parkinson's disease. Parkinsonism & related disorders, 2012, 18(10), p.1053-1061.

3) Daley, D. et al. Adherence therapy improves medication adherence and quality of life in people with Parkinson's disease: a randomised controlled trial. International journal of clinical practice, 2014, 68(8), p.963-971.

（山下哲平）

V. リスクに関する看護

V リスクに関する看護

1 窒息

看護のCHECK ☑ POINT

❶ パーキンソン病の死因は肺炎

飲食物をうまく飲み込めず、気管に入ると肺炎になり命に関わります。パーキンソン病患者の死因の多くは肺炎です。

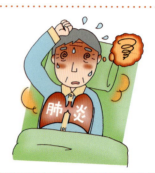

❷ 高い窒息の危険性

- 姿勢異常＋円背
- 窒息しやすい

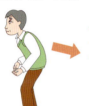 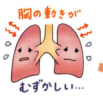 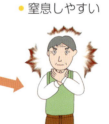

❸ 不顕性誤嚥（むせのない誤嚥）に注意

むせていなくても、うまく飲み込めていないことがあります。

誤嚥しても、高齢者は反射能力も衰えるため必ずしもむせるとは限りません！

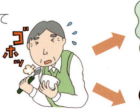

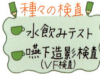

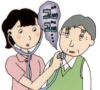

頸部聴診で確認

パーキンソン病患者の主な死因は、肺炎および気管支炎（44.1%）、悪性腫瘍（11.6%）、心疾患（4.1%）、脳梗塞（3.7%）、敗血症（3.3%）です[1]。また、肺炎発症のリスク因子として「誤嚥」が挙げられています[2]。誤嚥による肺炎は生命に関わる問題であり、発熱などの症状が出現した場合、誤嚥性肺炎を意識したアセスメントが大切です。

　ジストニアによる姿勢異常と円背によって胸郭運動が阻害され、異物を自力で排出することが困難になります。そのため、パーキンソン病は、誤嚥による窒息のリスクが高い疾患です[3]。

　臨床場面でも、吸引などの処置を要する場面には幾度となく遭遇することでしょう。

　嚥下機能の評価や間食の有無、姿勢異常、呼吸機能など、事前に多角的なアセスメントを行います。併せて窒息のリスクが高い患者への見守りと、吸引処置が即座に可能な準備など、リスク管理が必要です。

　パーキンソン病患者は、誤嚥に対する自覚が乏しいとされています。加えて、しばしばむせのない誤嚥もみられます[4]。

　看護師は患者の主訴のみに左右されずに、いかに不顕性誤嚥を適切に評価するかが重要です。

　不顕性誤嚥の鑑別には、水飲みテストや聴診器を用いた頸部聴診といった手法が、簡易的に用いられています。また医師へ連携して嚥下造影検査（videofluoroscopic examination of swallowing：VF）による評価も有用です。

V
看護

リスクに関する
看護

④ 夜間の誤嚥に留意

ベッドの頭側を挙げたり、横向きで改善されることもあります。

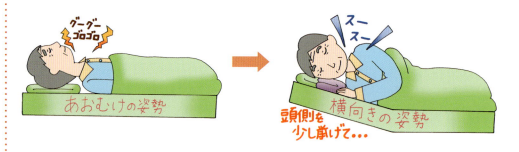

引用・参考文献

1) Iwasaki, S. et al. Cause of death among patients with Parkinson's disease : a rare mortality due to cerebral haemorrhage. Journal Of Neurology, 1990, 237(2), p.77-79.
2) Yamamoto, T. ; Y. Kobayashi. ; Murata, M. Risk of pneumonia onset and discontinuation of oral intake following videofluorography in patients with Lewy body disease. Parkinsonism Relat Disord, 2010. 16 (8), p.503-506.
3) Ebihara, S. et al. Impaired efficacy of cough in patients with Parkinson disease. Chest, 2003, 124(3), p.1009-1015.
4) Monteiro, L. et al. Swallowing impairment and pulmonary dysfunction in Parkinson's disease : the silent threats. J Neurol Sci, 2014, 339(1-2) p.149-152.

(山下哲平)

食事による誤嚥のほかに、夜間睡眠中の唾液による誤嚥にも注意します。

　睡眠中の咳嗽や呼吸状態（連続性副雑音）で、誤嚥を強く疑う場合は、臥床時に浅い角度で頭部のギャッチアップを行ったり、タオルを口元に置いて側臥位を取るなどの予防策が有効な場合もあります。

2 転倒

> 看護のCHECK ✓ POINT

❶ 転倒リスクが高い病気

- パーキンソン病は転倒しやすく、反射的に手を出すことも難しく、けがもしやすくなります。
- 何度も転倒してしまうことがあります。

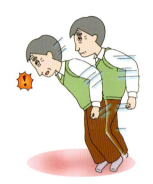

❷ 転倒を引き起こすさまざまな要因

- パーキンソン病では下記をチェックしましょう！

  - □ 転倒した経験があるか／経験がある場合はどれくらいの頻度であるか
  - □ すくみ足・姿勢反射障害の症状はあるか
  - □ 認知機能の低下はあるか
  - □ 「尿もれ」「尿意切迫感」はあるか

❸ 病室・ベッドサイド、寝室での転倒が多い[3]

- ベッド周辺のスペースは狭く、すくみ足が起こりやすい環境です。
- ベッドサイドのスペースを広くとって、バランスを崩したときに支えとなる動かないものを置くなどして環境を整えましょう。

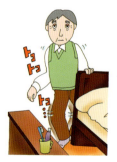 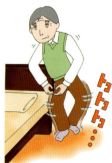

パーキンソン病の転倒に関する複数の研究を分析した報告では、3カ月以内での転倒発生率が約50%であり、転倒を繰り返す傾向にあります。また、重症度が高くなるほど転倒は多くなりますが、ホーン・ヤール重症度分類5度では寝たきり状態となり逆に転倒は減少します[1]。

　ただし、転倒のリスクは症状の進行のタイプによる違いや、注意や認知面による影響も大きく、人によって差があります。

　転倒リスクを高めるリスク因子は、一般的には年齢、多剤療法、転倒歴、環境要因、睡眠薬の服用、視覚障害、精神疾患、身体機能など多岐にわたります。

　パーキンソン病では、転倒歴、病気の重症度、すくみ足、姿勢反射障害、認知機能障害、二重課題、ジスキネジア、尿失禁などが疾患に特異的な要因として挙げられています[2]。

　リスク判断の上では、特に転倒経験の有無とその頻度の確認が最も大切です。

　転倒の発生場所として最も多いのが病室・寝室、ベッドサイド周辺です。ベッドサイドは他の疾患でも同様に転倒発生の高い場所ですが、特にパーキンソン病の場合、すくみ足による影響が強く出てしまう場所になります。すくみ足は狭い場所や目標物の手前、歩行開始時といった条件下で症状が出現しやすく、ベッド周辺はこれらの条件を満たします。

　ベッド周辺のスペースをできるだけ広く取り、手すりや固定されたベッドサイドキャビネット（床頭台）を設置するなど、支持できる環境整備が大切です。

❹ 排泄行動時や物を取る、しまう動作での転倒が多い[3]

- 次のようなときに、バランスを崩して転倒します。
    - 焦ってトイレに行こうとするとき
    - 落とした物を拾うとき
    - 棚にある物を取ろうとしたとき

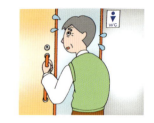
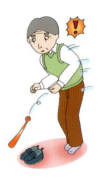
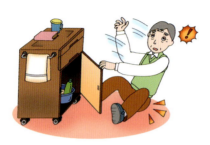

❺ 食後や排泄後の立位動作時に転倒しやすい

- 食事の後、立ち上がったときに、血圧が下がりやすく、ふらついたり、意識が飛んでしまったりすることがあります。
- 便を出そうと強く息むと、より危険です。
- 事前に便秘予防と血圧の評価をしましょう。

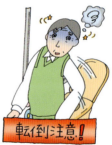
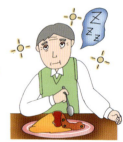

130

パーキンソン病は過活動膀胱による頻尿・尿意切迫感をきたすケースが多くみられます。尿意切迫感により急いでトイレに向かおうとすると、注意が散漫になり転倒につながります。また、タンスやキャビネットにある衣服や、床に落とした物を取ろうとして転倒する場面もよくみられます。パーキンソン病の患者は姿勢反射障害により、重心が傾いたときに元の姿勢に戻ろうとする動作が苦手です。リーチ動作（手を伸ばして物を取るような動作）では、健康な人に比べてバランスを崩しやすく、転倒に至ります。

　対策として、個々の安全なリーチ動作の範囲内、つまり手を伸ばして物を取ってもバランスを崩さない範囲内での物の整理が必要です。

　パーキンソン病では自律神経障害により、食事性低血圧や起立性低血圧などを起こしやすくなります。さらに便秘になりやすく、排便時に努責することもあり、排泄後の立位時に血圧低下を起こし転倒することもあります。

　あらかじめ、起立性低血圧の有無を評価し、便秘を改善するなどの対応が肝要です。

PD看護・あるある

　70代女性Cさんは、戸建て住宅で独り暮らしです。寝室が2階にあるため、1階だけで生活できるように環境調整を促しますが受け入れません。一人でシャワー浴をする、段差の多い戸外に出る、危険な態勢で洗濯物の出し入れをするなどをして、室内外で転倒を繰り返していますが、大きなけがには至らないためか、転倒回避行動ができません。内服調整に向けて転倒状態を把握するため、記録をつけてはどうか？と、提案したこともあるのですが、「転倒している現実を見るのが嫌だ」と実行には至りませんでした。転倒した際は、サービス提供者には鍵を預けていないため、本人が家族に電話で連絡し対応しています。家族に対しては、独居生活が困難になった場合の対応についても検討するように促していますが、兄弟と息子との間に考えの相違があり先に進みません。安全に移動できるように、可能な範囲で手すりを設置するなどの対策を取っていましたが、訪問開始の約1年後、転倒による大腿骨骨折を起こしてしまいました。

　「転倒リスクを回避するために行うケアが、本人の自立を妨げる」ことにもなります。対象者・家族の気持ちも尊重しながら、転倒しないための生活を提案することの難しさを常に感じています。

（青木容子）

引用・参考文献

1) Pickering, R. M., et al. A meta-analysis of six prospective studies of falling in Parkinson's disease. Movement Disorders, 2007. 22(13), p.1892-1900.

2) van der Marck, MA.et al. Consensus-based clinical practice recommendations for the examination and management of falls in patients with Parkinson's disease. Parkinsonism & related disorders, 2014. 20(4), p.360-369.

3) 山下哲平.；倉田節子.；前川泰子. 入院中のパーキンソン病患者の転倒・転落の発生状況と対策. ヒューマンケア研究学会誌, 2016. 8(1), p.21-28.

（山下哲平）

3 その他の注意事項

> 看護のCHECK ✓ POINT

❶ 悪性症候群

　抗パーキンソン病薬を減らしたり、途中でやめたりすることによって、発熱などの症状が出ます。命にかかわることもあり、原因不明の急な発熱では減薬や中断がないかを確認します。

【対応】
- クーリング、飲水を促し、補液する。

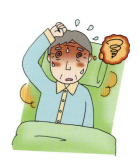

❷ 麻痺性イレウス・腸閉塞

- 消化管障害 → 麻痺性イレウス
- 重度な便秘 → 腸閉塞

【予防】
- 生活習慣を見直す。
- さまざまな下剤から適切なものを選択する。

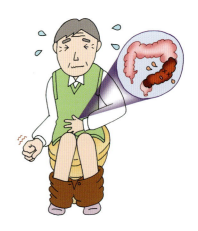

悪性症候群は、抗精神病薬の使用や抗パーキンソン病薬の減量や中断によって生じる高熱、多量発汗、意識障害、筋緊張亢進などを主とした症状が特徴です[1]。減量や中断がなくても、感染症や便秘、脱水などと関連して起こることもあります。手術や急変での全身状態の悪化による絶食指示の際は注意が必要です。

　パーキンソン病患者の急な発熱や多量発汗がみられた場合、この悪性症候群も疑い、抗パーキンソン病薬の減量や中断がないかを確認する視点が求められます。悪性症候群が疑われた場合、高熱や脱水によりさらに重症化しないように氷枕などによる冷却と補液などで対応します。同時に医師と連携して抗パーキンソン病薬の増量や重症例ではダントロレンナトリウム（筋弛緩薬）[2]も検討します。予防としては悪性症候群の要因となる便秘や脱水にならないように注意して、事前に本人、家族へも理解を得るかかわりが大切です。

　パーキンソン病患者は消化管障害による麻痺性イレウスや、重度な便秘による腸閉塞を起こすことがあります[3]。腸閉塞・麻痺性イレウスでは便秘、食欲低下、嘔気・嘔吐などの症状がみられ、腹部聴診においては、麻痺性イレウスは腸蠕動音の減少・消失、腸閉塞では高音（金属音）が特徴です。実際には金属音の判別は難しいため、疑わしい場合は医師と連携し、画像所見を参考にします。これらの予防として生活習慣の見直しと個人に合った適切な下剤の選択が大切です。近年、さまざまな作用機序による下剤の効果が報告されており、これらの情報へのアンテナを常に立てておくことも重要です。

❸ 血圧変動

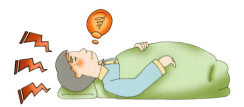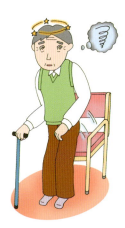

臥位高血圧・夜間高血圧
- 就寝時、ベッド頭側を少し高くする。
- 薬の調整を医師と相談する。

起立性低血圧・食事性低血圧
- 水分や塩分摂取を促す。
- 食事法や動作などの生活習慣について指導する。

引用・参考文献

1) Mizuno, Y. et al., Malignant syndrome in Parkinson's disease : concept and review of the literature. Parkinsonism & related disorders, 2003. 9, p.3-9.
2) Sakkas, P. et al. Drug treatment of the neuroleptic malignant syndrome. Psychopharmacology bulletin, 1991. 27(3), p.381-384.
3) Pfeiffer, R.F. Gastrointestinal dysfunction in Parkinson's disease. The Lancet Neurology, 2003. 2(2), p.107-116.
4) 栗崎玲一．非運動症状 起立性低血圧．パーキンソン病―基礎・臨床研究のアップデート．第2版，日本臨床 増刊号．2018. 76, p.657-661.

（山下哲平）

パーキンソン病は心血管系自律神経機能障害による起立性・食事性低血圧、臥位・夜間高血圧といった血圧変動を引き起こす疾患です[4]。起立性・食事性低血圧に対しては、水分・塩分摂取を促すことや、時間をかけてゆっくり行う起き上がり動作や分割食が有効であり、臥位・夜間高血圧では、ベッド頭側を少し挙上すると効果が期待できます。ただし、水分・塩分摂取については心不全・高血圧、排尿障害との関連もあり、量や時間については、医師との相談が必要です。いずれにしても、日中はもちろん早朝・夜間の血圧測定を行い、食後、起立時の血圧変動についても評価しておきます。また、適宜医師と連携して、血圧に影響を与える関連薬剤の内服のタイミングなども検討します。

VI. 患者のQOLを向上させる看護実践

Ⅵ 患者の QOL を向上させる看護実践

1 ナーシングムーブメントプログラム

パーキンソン病（PD：Parkinson disease）患者には、症状の進行にともない運動障害が現れ、移動をはじめ整容・清潔・食事など日常生活全般に支援が必要となります。パーキンソン病患者が抱える生活障害の状況に合わせて、運動能力の維持・向上ならびに肺炎予防を目的とした、安全で安楽に活用できるリハビリテーション看護として、ナーシングムーブメントプログラムが有効です。

ナーシングムーブメントプログラムは、長期意識障害患者と廃用性障害などを原因とした寝たきり患者の、拘縮解除や日常生活行動確立のために開発され（紙屋，原川）[1] 要介護高齢者やパーキンソン病患者に効果を上げてきました。特に、パーキンソン病患者の特徴である運動障害の改善と肺炎予防を目的としたリハビリテーション看護の方法として、バランスボールを用いるムーブメントプログラムは、パーキンソン病患者の幅広いステージで応用できます。

1 バランスボールを用いたプログラム

バランスボールを用いたナーシングムーブメントプログラムの特徴は、ボール内の空気を20〜40% 抜いて用いるところにあります。空気を抜いたバランスボールは、対象者の身体状況に合わせやすく、ボールと身体の接触面積が増えることで安定し、安全性が高まります。具体的な方法については動画（〈AR〉）で紹介しますが、身体状況や病気のステージによって期待できる効果には、次のようなものがあります。

①関節可動域の拡大と筋力の向上
②座位や立位バランスの改善による生活行動能力の向上
③ボールを抱えて行う呼吸筋のストレッチと船こぎ運動による肺炎予防

バランスボールを用いるリハビリテーション看護は、少ない運動量と短時間で効果が得られるため、臨床家のみならず在宅で療養する患者自身とその家族、施設の集団を対象としたリハビリテーション看護としても、安全かつ容易に取り入れることができます。

2 ムーブメント活動

ムーブメント活動は、1930 年代後半、身体意識を高める（body awareness）ためのムーブメント活動の実践から、系統的なムーブメントテーマとして明らかにされ、1970 年ごろからアメリカ、ドイツなどでムーブメント教育として台頭しました。また、日本においても重症心身障害児・者への教育・療法として発展してきたものです。紙屋・原川ら[2] は、その

ムーブメントセラピーを、長期意識障害患者や廃用症候群患者の拘縮改善、生活行動コミュニケーション技術の獲得方法として応用可能と考え、開発し、実践してきました。患者の状況や目的に応じた実践で、効果を確認されているプログラムには、次のようなものがあります。

- ナーシングバイオメカニクス
- 温浴刺激看護療法
- 用手微振動
- リラクセーションハンドテクニック
- 工夫したバランスボールの活用

　これらは、新しいリハビリテーション看護（ケアリング）の方法として、ナーシングムーブメントプログラムと総称されています。

　ナーシングムーブメントプログラムを構成する技術の全容紹介は他に譲りますが[3]、臨床で実際に活用するときは、温浴刺激看護療法と各技術とを組み合わせて実施することで大きな成果を期待できます。

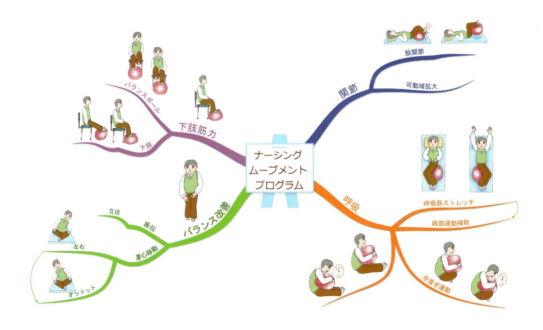

（玉井和子，紙屋克子）

2 ナーシングムーブメントプログラムの実際

1 ナーシングムーブメントプログラムに必要な物品

バランスボール……55cm 1～2個
マジックテープ付ベルト……1本
すべり止めシート……1枚

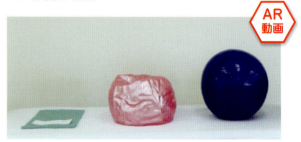

2 留意事項

安全で適切なナーシングムーブメントプログラムを実施するためには、ガイドライン[4]などを参考にしていただき、以下の内容に留意して実施します。

①基礎疾患や合併症の有無、急性増悪症状運動器の障害など、患者情報を把握する。
②バイタルサインをチェックし、運動量を適宜調整し、強い疲労が残らないようにする。
③全身状態の変動に留意し、バイタルサインの急激な変動や痛みが出てきた場合は中止する。

〔準備運動〕
目的
- アセスメント（おもに股関節・膝関節・足関節の可動域制限・拘縮の有無）。
- ウォーミングアップ。

方法
①あお向けになり、膝の下にボールを入れ両足を乗せます。
注意）足がボールからすべり落ちるようなら、ベルトで大腿下端を固定しましょう。
②膝関節の屈伸運動を数回繰り返します。
　※介助する場合は足関節を把持し、本人の動きをサポートします。

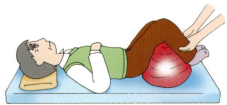

❷〔屈伸運動〕

目的
- 関節の可動域拡大（股関節・膝関節・足関節）。
- 腸の蠕動運動促進（便秘の改善）。

方法
①あお向けになり、膝の下にボールを入れ両足を乗せます。
②膝関節を腹部に近づける屈伸運動を数回繰り返します。

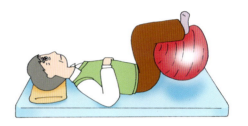

❸〔体幹の捻転運動〕

目的
- 歩行のための準備。
- 肺炎予防のための呼吸筋ストレッチ（おもに肋間筋と広背筋）。

方法
①あお向けになり、膝の下にボールを入れ両足を乗せます。
②膝を左右に倒し、上半身と下半身が逆方向にねじれる運動を数回繰り返します。
③両手を上に挙げて②の運動を行います。
　※膝を倒すときは、深く息を吸って、ゆっくり吐きながら倒します。

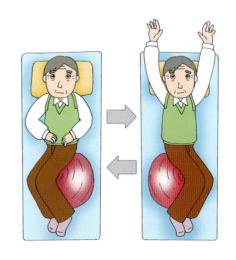

❹〔座位での足踏み〕

目的
- 下肢筋力の強化。
- 歩行の準備（足を高く上げる）。

方法
①椅子に座り、両足をボールに乗せます。
②足踏み運動を数回繰り返します。
　※ボールを踏むとボール内の空気移動により反対の足が上がり、消耗しやすいパーキンソン病患者のリハビリテーションとして最適です。

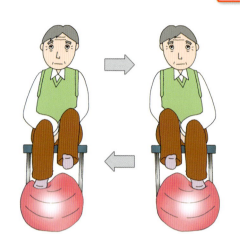

❺〔座位での蹴りだし〕

目的
- 下肢筋力（腓腹筋・ヒラメ筋）の強化・歩行の準備（歩幅を広げる足の蹴りだし）。

方法
①椅子に座り、両足をボールに乗せます。
　※背もたれのある椅子のほうが安定します。
②かかとでボールを前に蹴りだし、ボールを元に戻します。
③②の運動を数回繰り返します。

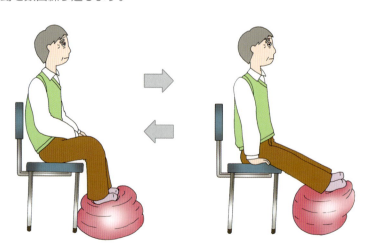

❻〔舟こぎ呼吸①〕

目的
- 肺炎予防のための呼吸法。
- 座位の安定。
- 股関節の可動域拡大。

方法
①長座位になります。ボールを抱え、息を吸いゆっくり吐きながら上半身を前方に倒します。[舟こぎ運動]
②息を吸いながら上半身を戻します。これを数回繰り返します。

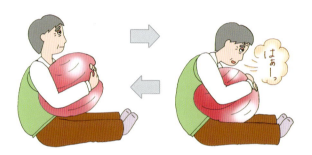

❼〔舟こぎ呼吸②〕

目的
- 肺炎予防のための呼吸法（さらに強化される！）。
- 座位バランスの安定。
- 股関節の可動域拡大。
- 腰の回転による立位の準備。

方法
①あぐら座位になります。
②舟こぎ運動を数回行います。

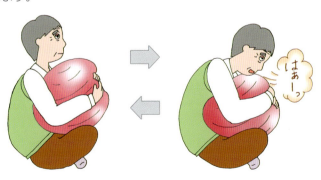

Ⅵ　患者のQOLを向上させる看護実践

⑧

〔体幹バランス運動〕

目的
- 左右バランスの獲得と安定。
- 円滑な生活行動の獲得（更衣動作、歩行時のスムーズな方向転換）。

方法
①あぐら座になります。
②左右どちらかに重心を移し、1・2・3と数えて姿勢を保持します。
③反対も同じようにします。
④②③を数回繰り返します。

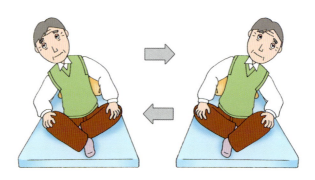

引用・参考文献

1) 仁志田博司,：小林芳文,：藤村元邦．医療スタッフのためのムーブメントセラピー——発達障害・重症心身障害児（者）の医療・福祉・教育にいかすムーブメント法．大阪，メディカ出版，2003，342p.
2) 紙屋克子,：原川静子．身体調整のための看護エクササイズ．東京，ナーシングサイエンスアカデミー，2011，100p.
3) 日本ヒューマン・ナーシング研究学会編著．意識障害・寝たきり（廃用性症候群）患者への生活行動回復看護技術（NICD）教本．大阪，メディカ出版，2015，202p.
4) 日本リハビリテーション医学会編．リハビリテーション医療における安全管理・推進のためのガイドライン．東京，医歯薬出版，2006，80p.

（玉井和子，宇佐見希子）

Ⅵ
患者のQOLを
向上させる看護実践

3 パーキンソン病患者の口腔ケア

　パーキンソン病の初期は自分で歯を磨けますが、症状の重度化により思うように磨けなくなる場合があります。初期段階から意識的に歯を磨くだけでなく、口腔機能の状態をアセスメントしながらケアすることが重要です。

　パーキンソン病患者の口腔機能は、口唇閉鎖不全、舌の固縮・弛緩・変形により舌本来の動きが阻害されています。そこで、歯科医療従事者は介護サービスに併せて家族、看護師、介護士はじめ多職種と共に口腔ケアの目的や方法を共有し、口腔ケアの手技を統一することが、患者と家族の安心につながると考えています。

　発症直後から通院できる方には定期的に通院してもらい、歯科治療のみならず身体調整と体幹の保持、口腔ケア、口腔リハビリテーション、咽頭ケアを施行します。予防的な関わりをすることで会話や飲食を限りなく可能にできる場合もあります。

1 歯磨き

　具体的には、歯垢染色剤を使用してプラークを染め出し、歯磨き後の磨き残しを鏡で確認してもらいます。適切な歯ブラシを選択するとともに、歯磨き方法を伝達します。昨今は「80歳になっても20本以上自分の歯を保とう」という8020（ハチマルニイマル）運動の普及で多数の残存歯牙のある方が多いので、歯間ブラシの活用により一層口腔内の清潔を保つことが必要です。

2 口腔体操

　口腔機能の低下を防ぐためにも、口腔体操を行うとよいでしょう。パーキンソン病患者の場合、振戦や口腔内乾燥の出現により、細菌叢の多い粘着性唾液の貯留を認めます。そうなると舌苔の付着も加わって、本人は口腔ケアができているつもりでも、他者の介入が必要になります。そのことに気づかないまま放置されていると、発語が不明瞭になる、咽頭がつねにゴロゴロする、嚥下困難により飲食がスムーズに行えないなどの症状を経て、誤嚥性肺炎や窒息事故を起こすことがあります。このような症状が出現するころには、仮面様表情となって笑顔も少なくなります。臥床時や、座位の姿勢が崩れていることも含めて口腔周囲筋の協調運動が阻害され、脱水・低栄養に陥っている患者が比較的多く見られます。

口腔内および口腔周囲のアセスメントの ☑ POINT

❶ 口腔内外の乾燥
- 閉口できず、口腔内外が乾燥し口唇がひび割れている。
- 舌が固縮してフランクフルトソーセージ様になっている。

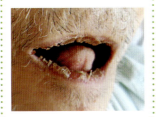

❷ 唇の癖
- 上唇で下唇を包み込んでいる。あるいは下唇で上唇を包み込んでいる。

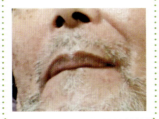

❸ 口角炎

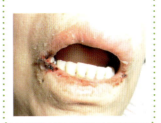

❹ 食物残渣（食べ物の残りかす）

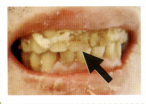

❺ 口腔内乾燥

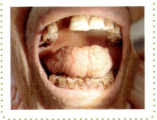

❻ 歯石の付着

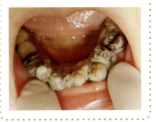

❼ むし歯の多発（歯頚部の虫歯）

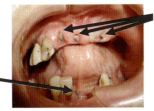

根面カリエス
歯頚部カリエス

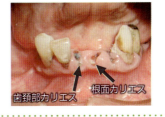

歯頚部カリエス　根面カリエス

❽ 外舌筋（顎舌骨筋）の廃用と内舌筋の固縮

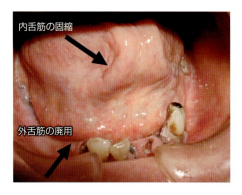
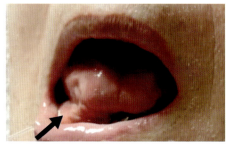

外舌筋の廃用（舌が2枚重なっているように見える）

❾ 舌尖（舌の先）の廃用

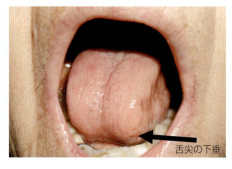
舌尖の下垂

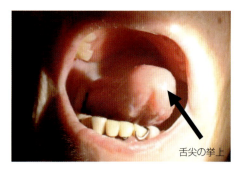
舌尖の挙上

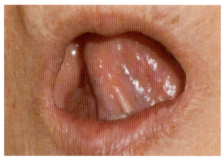
舌尖が口唇にはりついている

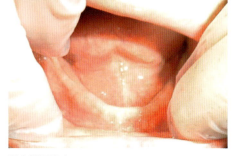
舌小帯短縮症

⑩ 口腔内の協調運動不良
- 舌を噛むため、血腫が形成されている。

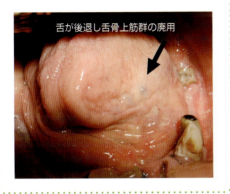

舌が後退し舌骨上筋群の廃用

⑪ 口腔内の変形
- 口蓋垂、軟口蓋が下垂、舌根部が盛り上がって固縮し、口狭（口腔と咽頭との境の部分）が狭くなっている。

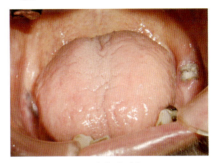

舌が後退して舌骨上筋群が廃用

⑫ 舌苔の付着

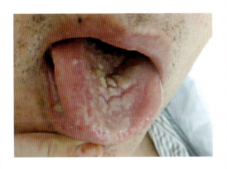

⑬ 舌苔の黒変
- L-ドパと酸化マグネシウムが反応し、舌苔が黒く変色している。

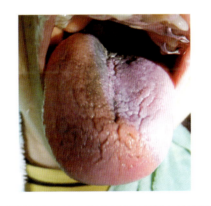

⑭ 清掃できていない義歯

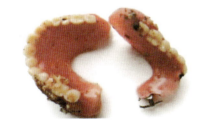

> 口腔へのアプローチ法

1 軽度の患者の場合

①
- 表情筋が動かしにくく、仮面様症状を呈している。

②
- 両頬を膨らませる。

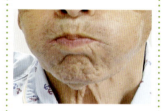

③
- 頬を吸い込む。

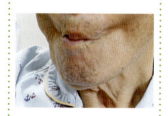

④
- 口輪筋を膨らませる。

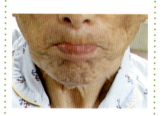

⑤
- 口角を挙上する。

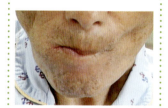

⑥
- 舌の体操。

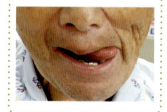

⑦
- 舌の体操。

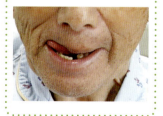

⑧
- 表情筋が緩み、笑顔を作りやすくなった。

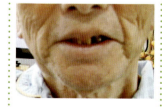

⑨
- 日常のトレーニングとしての、ぶくぶくうがい。

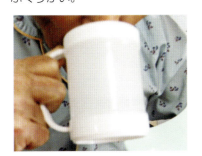

⑩
- うがいの水を吐き出すことも、口腔機能の協調運動につながる。

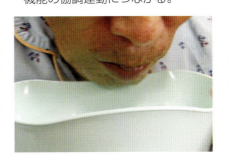

⑪
- 手指機能の低下により、普通の歯ブラシを使うことが難しい場合は、くるリーナシリーズを使用。

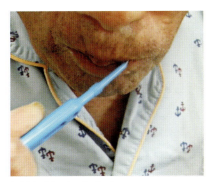

柄付きくるリーナブラシ

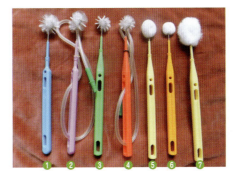

くるリーナブラシシリーズ
❶ 柄付きくるリーナブラシ
❷ 吸引柄付きくるリーナブラシ
❸ 吸引くるリーナブラシ
❹ 吸引くるリーナミニブラシ
❺ モアブラシ
❻ ミニモアブラシ
❼ ふぁんふぁんブラシ

⑫
- 歯牙を磨くには、歯ブラシで行うことが大切だが、患者本人では不完全にしか行えないため、家族や歯科医療従事者をはじめ、他職種で仕上げ磨きを行うことが重要。

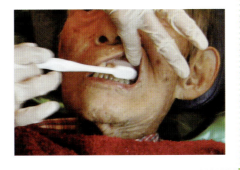

Ⅵ 患者のQOLを向上させる看護実践

153

❷ 中等度の患者の場合

❶
- くるリーナミニブラシを使って自分で口腔ケアを行っている。

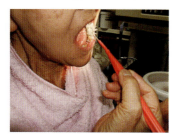

❷
- 残存歯牙に毛先を当ててケア。柄がしなるので操作しやすい。

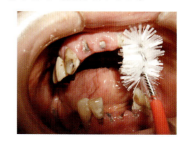

❸
- 残根のプラーク付着を除去できるとともに、歯肉のマッサージができる。歯肉の引き締まりが早い。

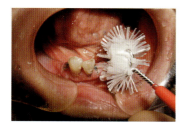

❹
- 仕上げに歯ブラシを用いる。

　※ピンポイントで磨きやすいように、歯ブラシの毛を先端部のみ残して抜き、かつヘッドをライターで温め曲げている。

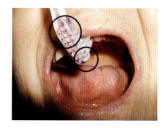

❺
- 介助者がくるリーナミニブラシを使用して口腔内清掃と口腔リハビリテーションの仕上げを行う。

　※歯は歯ブラシを使って歯牙を磨く。軽度の患者の⓬の項を参照。

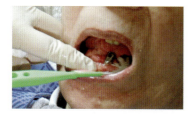

❻
- 最後の仕上げとして、介助者がミニモアブラシを使って舌のリハビリを行いながら唾液分泌を促している。

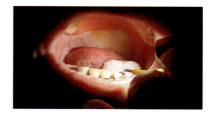

③ 重症度の患者の場合

①
- 口腔ケアを行う前に、必ず不良姿勢を調整する。

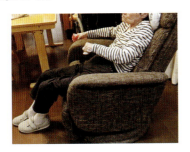
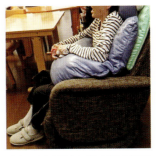

より一層口腔ケアを効果的に行える体幹が整った状態。

②
- 自分で口腔ケアを行えないので、食事前の口腔ケアを介助者が行う。
  ※食事前の口腔ケアの意義：誤嚥性肺炎や窒息予防。口腔ケア・口腔リハビリテーション・咽頭ケアを行う。

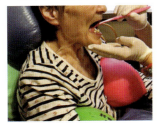

顎関節を守るために、介助者が下顎を保持する。
バランスボールで胸郭を広げ呼吸を容易にする。

③
- 食前は、口腔機能（特に舌）の協調運動が悪い。

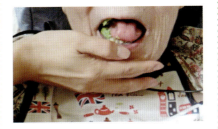

④
- 口腔リハビリテーション：舌ストレッチの方法。

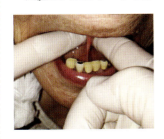
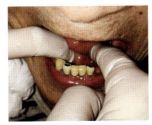
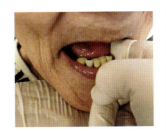

Ⅵ 患者のQOLを向上させる看護実践

155

⑤
- ふぁんふぁんブラシによる咽頭ケア。

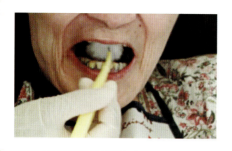
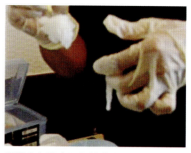

咽頭より除去した粘着性の唾液と痰を取り出す。

⑥
昼食の状況
- 水分、主食、主菜、副菜の形態と食具、特にスプーンの形状を検討。

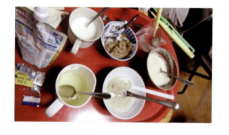

⑦
- 小規模多機能施設での評価場面。家族とともにケアマネージャー、介護職、看護師、管理栄養士、調理師、PT、歯科医療従事者の多職種で評価。

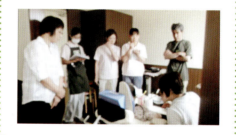

⑧
- 口腔機能の協調運動を獲得。特に食塊形成を可能にできる舌になる。

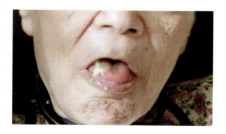

⑨
- 食前の身体調整、食事姿勢を検討、安全に飲食できる形態、食事の介助法を見出す。

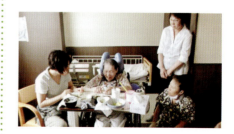

4 最重症の患者の場合

1
- パーキンソン特有の身体状況である頚部伸展が顕著のため、舌がフランクフルトソーセージのようになり、口腔機能が不動。

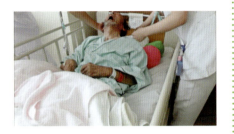

2
- 筋緊張が顕著で、閉口できず開口状態となっている。
- この状態で口腔ケアを行うと、口腔の緊張から体を緊張させ、その体の緊張が再度口腔に緊張をもたらす。

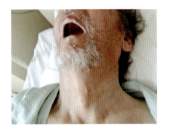

3
- バランスボールにて全身（特に頚部）の緊張を緩めることで、フランクフルト様の舌の緊張が緩和される。

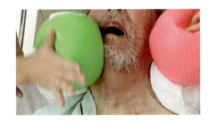

4
- 体幹の調整がしやすくなったので、口腔ケア・口腔リハビリテーション・咽頭ケアを実施。

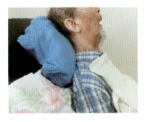

5
- そのことでより一層後頚部の緊張が緩み、口唇を閉じることができ、深い呼吸につながる。

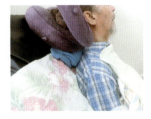

> 食塊形成中の舌の動きのアセスメントの ☑ POINT

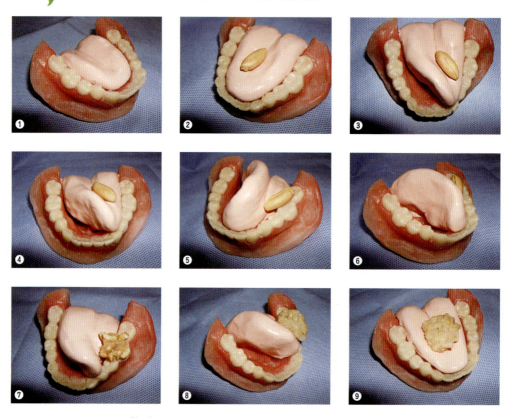

　左側でピーナッツを咀嚼（そしゃく）して食塊形成を行っている様子を模型で示しました。

　実際は、左右で咀嚼しながら食塊形成を行い、嚥下します。

　舌は、このように咀嚼しながら歯により粉砕された食べ物を唾液と混和させ、安全な嚥下に導く機能を持っています。

　このような口腔機能の協調運動を導くためには、摂食嚥下のみならず口腔相にアプローチすることが重要です。

口腔の協調運動ができない場合のアセスメントの ☑ POINT

　口腔の協調運動ができないと食塊形成が不十分になり、誤嚥性肺炎や窒息などのリスクが高くなる。

①
- パンを食べる。

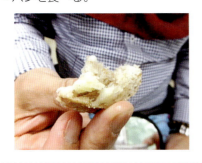

②
- 口腔乾燥も相まってパンがばらける。

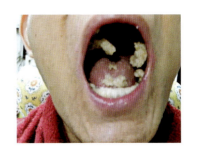

③
- 口蓋にも張り付く。

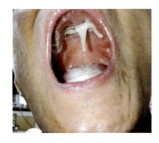

④
- 唾液でパンがしっとりして嚥下したが、食塊形成ができていないので、口腔内全体とくに咽頭にも張り付く。

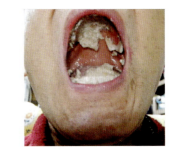

⑤
- 口腔リハビリを行わなければ、食塊形成ができない状態。

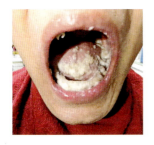

4 口腔ケアとリハビリテーションの実際

1 咽頭ケア

> アセスメントの ☑ POINT

❶

健常者の舌
- 図のようにスプーン状にくぼんでいる。
- 舌は平らで咽頭は通っており、汚れはたまっていない。

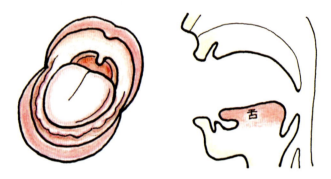

❷

非健常者の舌
- 図のように舌が盛り上がり、咽頭をふさいでいる場合がある。
- 丸くなった舌が咽頭をふさぎ、咽頭（上・中・下）に汚れがたまっている。

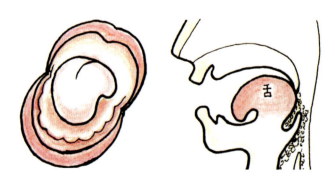

> ケアの方法

【準備するもの】
　用意するもの：ラテックスグローブ、ふぁんふぁんブラシ、保湿剤、水を入れたコップ

1. 保湿剤とブラシの使い方

① 保湿剤を指につける
- 親指の付け根に保湿剤を出し、人差し指の台に間接までつける。

※途中で何度もつけなおす。

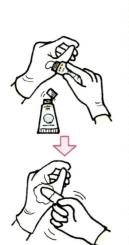

② 保湿剤をふぁんふぁんブラシにつける
- ブラシの毛を水でぬらす。
- コップのふちで水滴を軽く振り落とし、保湿剤をつける。

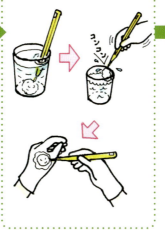

③ ブラシの汚れを落とす
- 口腔ケア、咽頭ケアを行うごとに水で振り洗いし、水滴を切り保湿剤を塗布しなおす。
- 口腔内、咽頭がきれいになるまで繰り返す。

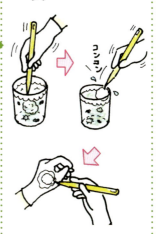

2. 舌ストレッチ

- 実際には舌は口腔外に出さないで、口腔内で行います。
- 次の手順を数回繰り返し、咽頭の汚れを取ります。

①
- 片方の人差し指で舌を押さえ、くるりーナブラシシリーズで舌の奥を左右に優しくなでる。

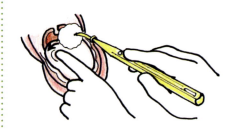

②
- 人差し指を離し、くるりーナブラシシリーズを舌の中央から滑らすように、舌根から咽頭に挿入する。

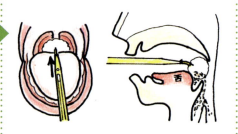

③
- くるりーナブラシシリーズを1回転させ、咽頭の汚れを毛にからませる。咳嗽反射を誘導する。

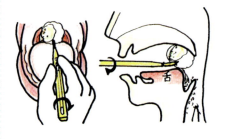

④
- くるりーナブラシシリーズで、舌根と咽頭周辺を左右になぞるように毛先を動かし、口腔外に取り出す。

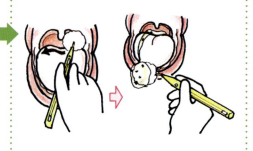

3. 咽頭の汚れの落とし方

- ふぁんふぁんブラシで咽頭にたまった汚れを取り除きます。
- ❶〜❹の手順を数回繰り返します。

❶
- 人差し指で舌の先から奥へ軽く押していく。

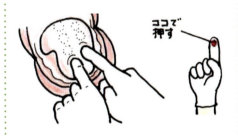

❷
- 舌の上を、指でゆっくり歩くように押す。

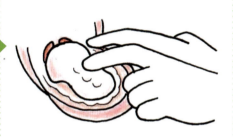

❸
- 爪を立てないよう、様子をみながら舌の奥から指の腹で手前に引く。

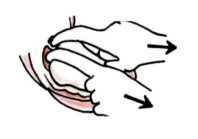

❹
- 舌が柔らかくなって咽頭が見えるようになり、口峡(こうきょう)が開いたところで咽頭ケアを行う。

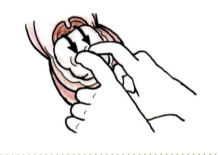

（イラスト：伊富貴庸子．村田歯科医院パンフレットより転載）

2 舌のリハビリテーション

① 弛緩している舌の場合

- 弛緩している舌の状態。

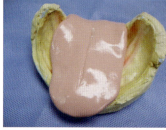

- 人差し指で舌背を下方に押す。

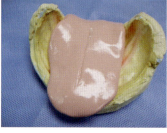

- 内舌筋と外舌筋を同時にストレッチ。

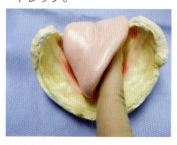

- 舌尖の動きを出すため、人指し指と親指でもみほぐす。

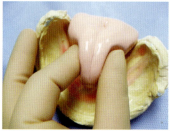

- 舌小帯と内舌筋と外舌筋も同時にリハビリ。

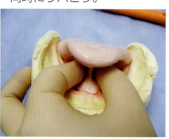

- 唾液が分泌したらふぁんふぁんブラシで咽頭ケア。

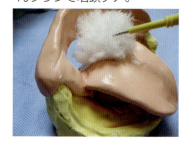

- 施術後の舌。

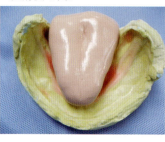

❷ 固縮している舌の場合

- 固縮し挙上したままの舌の状態。

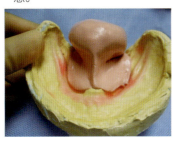

- 固縮した舌の舌背を人差し指でもみほぐす。

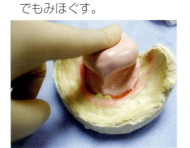

- 舌小帯と内舌筋、外舌筋にアプローチ。

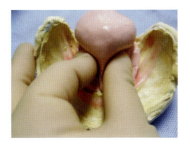

- 後頸部、舌が緩んだらミニモアブラシで顎舌骨筋をストレッチ。

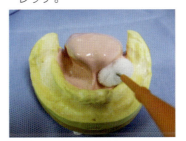

- 飲食することを可能にした舌形態。

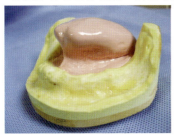
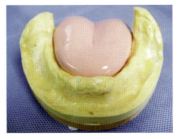

❸ ミニモアブラシを使用してのアプローチ

- 舌背から内舌筋全体をもみほぐす。

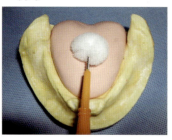

- 顎二腹筋前腹とオトガイ舌骨筋をストレッチ。

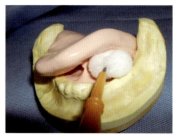

- 顎二腹筋と頸突舌筋の深部をストレッチ。

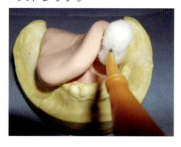

- 舌小帯の動きを柔軟にする。

- 舌尖の動きを誘導する。

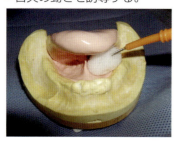

- 内舌筋の裏側をストレッチ。

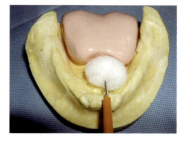

引用・参考文献

1) 黒岩敏彦.；加藤庸子監修. 医療従事者と家族のための遷延性意識障害患者の在宅サポートブック. 大阪, メディカ出版, 2018, 176p.

2) 山永広明.；野尻晋一. 図説パーキンソン病の理解とリハビリテーション. 東京, 三輪書店, 2010, 140p.

3) 井出吉信.；小出馨編. チェアサイドで行う顎機能診査のための基本機能解剖, 隔月刊「補綴臨床」別冊. 東京, 医歯薬出版, 2004, 222p.

4) 黒岩恭子. 黒岩恭子の口腔ケア—在宅・施設・入院患者の口腔を悪化させないために. 2011, 東京, デンタルダイヤモンド社. 12p.

5) 黒岩恭子. 黒岩恭子の口腔リハビリ & 口腔ケア（シート式）. 2010, 東京, デンタルダイヤモンド社. p.48.

6) 北村 清一郎.；黒岩 恭子.：ほか. なぜ「黒岩恭子の口腔ケア & 口腔リハビリ」は食べられる口になるのか. 2013, 東京, デンタルダイヤモンド社. 92p.

7) 黒岩恭子. 食支援の歯科医療. 日本歯科医師会雑誌, (54)3, p.240〜252.

8) 黒岩恭子. 進化し続ける黒岩恭子の口腔リハビリ & 口腔ケア + 食支援. 2010, 東京, デンタルダイヤモンド社. p.192-197.

9) 黒岩恭子. 在宅・施設入院患者の口腔内を改善するために. 日本歯科医師会雑誌, (69)12, p.1130-1138.

（黒岩恭子）

5 嚥下の評価（嚥下造影検査、嚥下内視鏡）

パーキンソン病の嚥下障害は、病初期から出現する可能性のある症状です。生命予後にも影響を与えるため、その嚥下動態を詳しく評価する必要があります。その嚥下評価として臨床現場で用いられる詳しい検査法として嚥下造影検査、嚥下内視鏡検査があります。

バリウムを検査食に混ぜて、直接X線検査を用いて嚥下動態を確認します。

❶ 嚥下造影検査

- 舌、口腔の動きの悪さにより、薬の口腔残留が起こり薬の効果に影響を与えます。

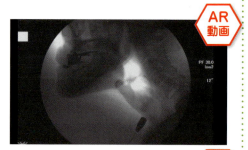

- すくみ舌という特徴的な症状により咽頭への送り込み不良が起き、口腔内に食物や薬などが残ったりします。
また嚥下反射が遅延して、誤嚥を起こすことがありますが、咳嗽（がいそう）反射が出ずに不顕性（ふけんせい）誤嚥（ごえん）を起こす例も少なくありません。

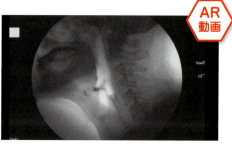

❷ 嚥下内視鏡検査

嚥下内視鏡検査では、直視下で嚥下運動時の喉頭や咽頭を評価できます。嚥下時は通常ホワイトアウトと言って、画面が一瞬白くなることが正常ですが、嚥下反射が弱いとこれがしっかり起こりません。

また食物や唾液の咽頭残留の確認、声帯や披裂部などの喉頭の所見も同時に観察することができます。

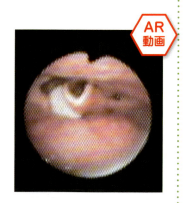

もっとくわしく

【嚥下の評価】

　パーキンソン病は嚥下造影検査、嚥下内視鏡検査などの嚥下動態の解析から、以下のような多彩な異常などが指摘されています。

- 咀嚼中の下顎や舌の運動低下
- 咽頭への送り込み遅延
- 喉頭挙上不全
- 嚥下反射の開始遅延
- 喉頭侵入や誤嚥頻度の増加
- 輪状咽頭筋の開大不全
- 嚥下後の喉頭蓋谷や梨状窩での咽頭残留
- 食道での蠕動運動低下や姿勢異常からの食道残留
- 胃排出力低下
- 食道裂孔ヘルニアの合併からの胃食道逆流

　またパーキンソン病に特異的な症状である日内変動、ジスキネジアなどの不随意運動、腰曲がり、首下がり、唾液分泌異常、流涎、血圧変動、認知機能障害、うつ、嗅覚異常などが摂食嚥下状態に影響を与えます。よってその原因の判断にも観察、評価が非常に重要です。

（丸本浩平）

Ⅶ. その他

Ⅶ その他

1 パーキンソン病看護の観察・チェックリスト

1 食事

	観察のポイント
全身状態	・身長・体重・BMI など ・胸郭運動の制限の有無 ・臥床時の体位など ・座位時の姿勢傾斜や円背の有無や程度 ・不顕性誤嚥の評価 ・夜間・就寝中の唾液による誤嚥の評価 ・胃食道逆流 ・摂取カロリーと消費カロリーのバランス ・食事摂取量 ・水分摂取量（みそ汁やスープなども含める） ・間食を含む食事形態 ・食事所要時間 ・食事中〜後の血圧・呼吸回数などの変動
食事行動・動作に関する情報	・食物の送り込み・嚥下機能の評価 ・異物の自力排出力（肺活量など） ・舌の形態的特徴 ・日内変動の伴う嚥下状態の変化 ・食事時の経時的な姿勢変化（体が傾斜してこないか、など） ・食事開始時から終了時の動作・嚥下の変化
口腔内環境や口腔内の保清状態	・口腔内乾燥または粘稠性唾液の有無や程度 ・舌苔や歯肉退縮の有無や程度 ・清潔の保持

2 排便

	観察のポイント
排便習慣に関する情報	・便秘の既往や程度 ・患者の自己管理行動 ・排便習慣の確立の有無
排便状況	・排便量と形状 ・排便時間や間隔 ・排便パターン（生活行動と排便との関連）
排便に影響を与える 身体情報	・水分摂取量 　※腹圧低下による努責困難 　※排泄時の姿勢（足底の接地や安定性） ・前傾の座位姿勢が取れているか ・服用している抗パーキンソン病薬の副作用や程度 ・排便後の血圧低下の有無や程度 ・下剤の服用とコントロール 　※薬剤の種類や習慣性の有無

3 排尿

	観察のポイント
排尿パターンに関する情報	・排尿量と性状 ・排尿時間や間隔 ・排尿パターン（生活行動と排尿との関連） ・尿失禁（切迫性・機能性）の有無や程度 ・水分摂取量 ・口渇感
排尿に関連する症状	・尿意切迫感の有無や程度 ・残尿感の有無や程度 ・排尿困難感の有無や程度
排尿に関する ケア用品の使用状況	・夜間のポータブルトイレ使用の有無 ・尿取りパッド、おむつなどの使用の有無

VII その他

4 移動・活動

	観察のポイント
姿勢に関する情報	・姿勢反射障害 ※方向転換時の重心の位置の調整が、困難になっていないか ※ベッドサイドで動きが止まったりしていないか ・前傾姿勢 ・すくみ足 ※歩行開始時の一歩が出しにくいなど
日内変動や神経症状	・身体機能の評価 ※昼夜で機能に差がないか（日内変動） ・薬物コントロール ※ on-off 症状や wearing off 症状による動作の時間変化 ・自律神経障害 ※臥位高血圧の有無や程度 ※起立性低血圧の有無や程度 ・振戦の部位や程度 ・全身倦怠感の有無や出現する時間帯 ・寝返り（自力）の能否

5 更衣・整容

	観察のポイント
動作に関する情報	・動作緩慢 ※トイレでの動作にかかる時間 ・巧緻性障害 ※ファスナーを上げることができるか ※ズボンを上げることができるか ・手指の変形 ※ボタンをつまむことができるか ・集中できる環境か否か
更衣に関する情報	・衣服の着脱 ※発汗による着脱困難感の有無 ※衣服の選択状況（通気性や吸水性など） ・衣服の整理 ※どこまで安全に手を伸ばせるか ※袖に手を入れてかぶることが可能か
整容に関する情報	・保清の評価 ※発汗過多・脂漏性皮膚炎・ふけなどの有無や程度 ・清潔に関する意識 ・洗髪時は後頭部まで洗うことができる。

6 コミュニケーション

	観察のポイント
感情の伝達手段に関する情報	・ジェスチャーなどの活用はどうか ・声のトーンや大きさはどうか ・本人の自覚はどうか ・小字症の有無や程度
精神面に関する情報	・感情的・情緒的側面の特徴 ・強迫性行動や衝動制御障害はないか 　病的賭博・性欲亢進・買い物依存・潔癖・暴食・L-ドパ渇望など
家族の理解に関する情報	・家族・介護者の理解の程度

7 服薬管理

	観察のポイント
内服薬の正しい服用に関する情報	・飲み忘れていないか ・服用のタイミングが誤っていないか ・誤った用量で服用していないか
内服薬の正しい服用に関する情報	・服薬動作の評価 　※服薬シートから薬剤を出せるか 　※開封動作はスムーズか ・服薬ゼリーの使用の有無
薬物のアドヒアランス	・認知症や気分障害の有無や程度 ・複雑な用法や多剤処方がないか ・管理を支援する家族・介護者の有無や協力体制
薬物管理方法	・わかりやすい分包がされているか ・服薬カレンダーや薬管理箱、チェック表、スマートホンなどのアプリケーション使用の有無 ・内服時間の確認ができているか ・塗布剤などの使用状況（交換時間など）
服薬能力の有無	・薬剤の形態と服用の確認 ・薬剤色の流涎の有無 ・内服用ゼリーの使用の有無

（渡邉江身子）

2 パーキンソン病の公的支援

公的支援は、大きく分けて以下の2つに区別されています。パーキンソン病のステージ、臨床症状や経済状態を考慮して利用することができます。

①医療保険制度（難病医療費助成制度、身体障害者福祉法）

②介護保険福祉制度

1 医療保険制度

①難病医療費助成制度

平成27年1月から施行された難病法「難病の患者に対する医療等に関する法律」です。指定難病と診断され、医療費の助成の対象になるのは、パーキンソン病の場合、ホーン・ヤール重症度分類3度以上、生活機能障害度2度以上です。3度以下の軽症であっても、1カ月の医療費が高額で、年間3回以上であれば、医療費補助が受けられます。

②身体障害者福祉法

パーキンソン病の進行に伴い、身体の動きは不自由になりますが、身体障害者手帳の交付によってさまざまな支援を受けることができます。パーキンソン病の場合は肢体不自由者に該当します。障害者手帳は1～6級までの等級に分けられています。等級によって受けられるサービスが異なります。

2 介護保険福祉制度

高齢者の介護を支えるための制度です。基本的には65歳以上（第1号被保険者）を対象としていますが、40～65歳未満（第2号被保険者）で特定の病気（特定疾患）が原因で介護が必要になった場合にも、サービスを受けられます。ホーン・ヤール重症度分類が1～2度の難病の医療費助成が適応されないパーキンソン病患者はこのサービスが活用できます。

コミュニティー（Community）

パーキンソン病患者と家族が中心となって活動する患者団体として「パーキンソン病友の会」があります。各都道府県に支部があり、情報発信や交流会の開催などが行われています。共に闘う仲間として当事者間でつながることは、大きな心の支えになるのではないでしょうか。同じ悩みを持つ人の存在に気付くことが、前向きにパーキンソン病と仲良く暮らしていく秘訣かも知れません。「パーキンソン病友の会」で検索してみてください。

（青木容子）

（山下哲平）

3 重症度分類別のパーキンソン病看護

1 ホーン・ヤール重症度分類1～2度

1度：症状は身体の片側にのみ起こる一側性。機能障害はないか、あってもごくわずか。

2度：身体の両側性の障害。バランス障害は伴わない。

【目標】

仕事や地域社会（コミュニティー）とのつながりが維持できる。

病気についての知識の獲得、適度な運動習慣を身につける。

【看護】

● セルフケア

家事も含めて自立するように努めます。

● 排泄

排尿：問題のないことが多いです。

排便：早期から便秘になることが多い。適切な食事、排便習慣や適度な運動と習慣性の少ない下剤の使用を勧めます。

● 移動

歩いての移動は問題なくできるが、手すりの使用を勧めます。長距離の歩行では疲労感が強くなるため、高齢のパーキンソン病患者はシルバーカー、キャリーケースをつえの代わりに用い、無理のない移動方法を提案します。

● 認知・社会面

病前と比較しても社会的交流は大きく変化せず、運動障害も軽微であることから外出頻度も大きく変化はない患者もいる一方で、振戦に伴う周囲の視線やうつに関連した易疲労感などにより、自宅を中心とした生活になる患者もいます。また早期からREM睡眠行動異常症に悩まされる場合もあり、家族の理解が必要です。

【周囲への看護】

外来受診には家族も同伴し、病気や治療について理解してもらう関わりが大切です。初期から病気の知識を獲得することで、病気に対する受け止めがスムーズになり、協力が得やすくなります。また、転倒による恐怖や疲労感が全面に出ると患者の生活が不活発となるため、周囲のサポートを受けて積極的な社会参加を促すことが必要です。

2 ホーン・ヤール重症度分類 3〜4 度

3度：姿勢反射障害が見られる。活動の一部が制限される。

4度：重篤な機能障害、自立歩行困難。

【目標】

● 転倒や誤嚥による合併症を起こさない。

● 支援により、日常生活を含む社会活動を送ることができる。

【看護】

● セルフケア

食事：嚥下障害は重症度と関連がなく、比較的早期からみられる場合もあり、嚥下障害の鑑別が必要となります。嚥下障害が疑われる場合は、さらに詳細な評価を行い、適切な食事形態の選択や、とろみ剤の使用も勧めていくことを検討します。

整容：ジストニアにより姿勢異常を伴うため、鏡を見ての整容動作や歯磨き、うがいがうまくできなくなることもあります。自己での整容や口腔ケアができているのかを評価して、必要時環境整備やケアを行います。

更衣：着替えに時間がかかるようになるため、サイズにゆとりのある着脱しやすい衣服の選択を勧めます。前傾姿勢や異常発汗により背部や殿部の衣服の着脱が難しいため、速乾性のある肌着を勧めます。

入浴：片足で立ってのまたぎ動作が難しくなる場合があり、手すりの設置やバスボードの使用など、福祉用具を活用します。

● 排泄

排尿：頻尿や尿漏れが多くみられるようになります。加齢に伴う影響だけでなく、パーキンソン病による自律神経障害の可能性が高いため、泌尿器科での受診を勧めます。

排便：運動障害に伴う努責困難や、慢性的な運動不足による便秘が増悪するため、下剤の使用頻度が高くなります。下剤の使用方法など必要な情報提供や、便秘によるリスクの説明を行い、適切な排便コントロールに努めます。

● 移乗・移動

すくみ足や姿勢反射障害による転倒のリスクが高くなるため、歩行に見守りが必要になり、歩行器・車いすの使用頻度が高くなります。転倒リスクに配慮しつつも ADL が低下しないように、つえや歩行器などを使用した安全な移動方法の確立に向けた支援が必要です。また、階段昇降は姿勢反射障害などにより危険が伴う場合があるので、居住スペースを1階に移すなど住環境を見直すことが必要です。

● 認知・社会面

運動障害が出現し、仕事に影響が出るようになりますが、仕事内容の変更を含めた配置換えができれば、仕事は継続可能です。

高齢になるほど発症頻度の高い病気のため、加齢による物忘れがある場合、内服の重複や飲み忘れもみられます。適切な内服ができるように、本人の生活に応じた内服管理の方法を検討し、習慣づけていくようにします。

【周囲への看護】

進行した症状（すくみ足、姿勢反射障害、嚥下障害など）の理解と、症状に伴う転倒や誤嚥性肺炎の危険性などの理解を促します。併せて日常生活の介助方法について、指導を行います。

介助量が増えるこの病期は、家族も仕事とのバランスが取れにくく、負担に感じるようになります。家族・本人にとって無理なく安全に生活できるように、在宅サービスの利用を進めていく支援が必要です。

3 ホーン・ヤール重症度分類5度

5度：立位困難

【目標】

● 合併症（褥瘡・拘縮・誤嚥など）の早期発見・治療ができ、二次障害を予防できる。
● 離床時間を少しでも長くすることができる。
● 終末期について考えることができる。

【看護】

● セルフケア

日常生活動作：中〜重度の介助が必要です。

食事：著明な嚥下障害により、食事を軟らかくする、すりつぶすなどの工夫が必要です。経口での食事摂取が不可能な場合には、胃瘻の造設や胃管カテーテルによる経管栄養を検討します。

● 排泄

おむつ内での排泄や、膀胱留置カテーテルの使用で管理していくことが必要です。ホーン・ヤール重症度分類1〜2度の患者と比較して下剤での自己管理が難しく、支援が必要となります。排便日にはカレンダーにチェックを入れるなどの管理方法で、介助者が共有できるようにします。下剤だけではなく、浣腸や座薬を用いた定期的な排便処置を行います。

Ⅶ
その他

● 移乗・移動

車いすやストレッチャーの移動が主となり、介助が必要になります。

● 認知面

構音障害も進み、コミュニケーションが取りにくくなるとともに、意思の表出が困難になります。小声や気兼ねにより介助者に意思表示できないことがあるため、文字盤の使用や静かな環境で時間をかけたコミュニケーションにより、本人の意思確認を行います。

自宅中心の生活となるため、多くの場合外出は通院やサービス利用時のみとなりやすく、家族やサービス関係者は、積極的なコミュニケーションを行い、患者が社会的交流の機会を持てるように支援します。

【周囲への看護】

廃用症候群による合併症の予防について、ケア方法の指導や情報提供を行います。障害の程度に応じた在宅サービスの調整により、適切なケアが受けられるようにし、家族の負担の軽減に努めます。

胃瘻の造設による全身管理が必要な場合、本人がどのような最期を送りたいのか、治療の継続や終末期の迎え方など、家族を含めて話し合いの機会が取れる時間を設けます。

(山下哲平，池田万喜子)

4 用語解説

あ

● 悪性症候群 （あくせいしょうこうぐん）
neuroleptic malignant syndrome：NMS
主に向精神薬の服用（ドパミン神経遮断）がきっかけとなり、さまざまな症状が起こる病態です。高熱、意識障害、筋強剛や振戦などの錐体外路症状、発汗や頻脈などの自律神経症状を主徴とし、放置すると死に至る場合もあります。パーキンソン病の場合、抗パーキンソン病薬の減量・中断の他に便秘、脱水、感染症が要因となることがあります。

● アドヒアランス
adherence
患者が医療者の勧める方法を理解し同意したうえで、服薬、食事療法、生活習慣の改善を自ら行うことです。現在、コンプライアンス（要求に応じたり、指示を守る）から、アドヒアランスに移行されてきています。

● アパシー
apathy
意欲が低下した状態を指します。パーキンソン病の場合、うつ、アンヘドニア（快楽や喜びを感じることのできない状態）とも併せて、精神症状として注目されています。

● アルファ（α）シヌクレイン
α -synuclein
異常タンパクであり、身体の各所に存在します。これらが凝集することで病態の引き金になっています。レビー小体の主な構成成分もαシヌクレインであり、パーキンソン病ではこれらが脳、脊髄、心臓、腸、膀胱、皮膚などの神経にみられることから、「パーキンソン病は全身性の疾患」と考えられています。

● ウェアリングオフ：日内変動 （にちないへんどう）
wearing off
抗パーキンソン病薬の使用が長期的になるとみられる症状の一つです。薬効時間が短くなり、薬物血中濃度の変動（内服してからの時間経過）と関連して、無動・寡動などの運動症状が強く出ます。

● 鉛管現象 （えんかんげんしょう）
パーキンソン病の筋強剛の症状の一つです。手足を他動的に曲げ伸ばしするときに、一定の抵抗を感じる筋緊張の状態です。

● オン・オフ
on-off
抗パーキンソン病薬の使用が長期的になるとみられる症状の一つです。薬物の血中濃度（服薬時間）に関連なく、突然スイッチ on-off のように運動症状の変動がみられます。

● オンの消失 （しょうしつ）
no-on
抗パーキンソン病薬の使用が長期的になるとみられる症状の一つです。薬を内服しても効果がみられない状態を指します。効果が出るまでの時間がかかる症状を「delayed on 現象」と表現されます。

か

● 臥位高血圧 （がいこうけつあつ）
supine hypertension：SH
自律神経症状の一つで、臥位になると高血圧（140/90mmHg 以上）になります。時に収縮期血圧が 200mmHg 以上となるケースも見受けられます。

● 過活動膀胱 （かかつどうぼうこう）
overactive bladder：OAB
神経因性膀胱の一つです。膀胱に尿が少したまるだけで、膀胱が過敏に反応してしまい、尿意切迫感、頻尿、尿失禁の原因となる病態です。

● 核医学検査 （かくいがくけんさ）：ラジオアイソトープ検査 （けんさ）
radioisotope：RI
放射線を放出するアイソトープを含んだ薬を使って、ガンマカメラで体内の状態を調べる検査です。パーキンソン病では主にドパミントランスポーターシンチグラフィ（DAT スキャン）、心臓交感神経シンチグラフィ（123I-MIBG）の検査を行い、確定診断に役立てます。

VII その他

● **筋強剛**（きんきょうごう）：**筋固縮**（きんこしゅく）

rigidity

筋緊張（筋トーヌス）が亢進した状態です。他動的な運動をした場合の抵抗が強くなります。症状に鉛管現象や頭部落下徴候がみられます。現在は従来の「固縮」から「筋強剛」と訳されています。

● **仮面様顔貌**（かめんようがんぼう）

masked face

仮面のように表情がなくなり、感情がなくなったように見えます。時に周囲との関係へ影響を与えることもあります。

● **起立性低血圧**（きりつせいていけつあつ）

orthostatic hypotension：OH

横になった状態から立ち上がると血圧が下がる症状です。仰臥位から立ち上がり、3分以内に収縮期血圧が20mmHg以上、または拡張期血圧が10mmHg以上低下することを基準としています。

● **奇異性収縮**（きいせいしゅうしゅく）・**肛門括約筋収縮**（こうもんかつやくきんしゅうしゅく）

排便時に緩めるべき肛門を逆にしめてしまうような、肛門括約筋の協調不全を指します。パーキンソン病では便秘や失便の要因とされています。

● **逆流性食道炎**（ぎゃくりゅうどうせいしょくどうえん）

reflux esophagitis

食後に胃から胃酸が食道へ逆流し、炎症をきたす病態です。パーキンソン病の場合、消化管運動障害により誘発されやすく、食物の気管内逆流により誤嚥性肺炎をきたすケースもあります。

● **骨盤底筋訓練**（こつばんていきんくんれん）

尿道括約筋や肛門括約筋を含めた周辺の筋群を鍛えることで、排泄コントロール（尿漏れ、失便をしないように）を目的で行うトレーニングのことです。

さ

● **食事性（食後）低血圧**（しょくじせい〔しょくご〕ていけつあつ）

postprandial hypotension：PPH

食事後に血圧が低下する症状のことです。食後立ちくらみ、めまいがあり、重症例では失神や転倒を起こします。パーキンソン病以外に高齢者でもみられる症状です。

● **姿勢反射障害（姿勢保持障害）**（しせいはんしゃしょうがい〔しせいほじしょうがい〕）

外からの力が加わった際に、バランスの崩れた姿勢を元に戻すことが困難となります。この障害により転倒しやすくなります。

● **小字症**（しょうじしょう）

micrographia

書体や書く文字の大きさが徐々に小さくなる症状です。無動・寡動症状の一つです。

● **常同反復動作**（じょうどうはんぷくどうさ）

punding

繰り返し行うことの意味が客観的にわからない動作を、集中して何度も反復します。例として薬の出し入れや引き出しの開け閉め、片付け、掃除などが挙げられます。

● **振戦**（しんせん）

パーキンソン病の主な症状の一つであり、手足に規則的なふるえがみられます。精神的な緊張で増強し、動作時や就寝時は消失します。日常生活には大きな影響を与えませんが、患者は見た目を気にする傾向にあります。

● **ジスキネジア（ジスキネジー）**

dyskinesia

パーキンソン病の場合は、L-ドパによる治療と関連するL-ドパ誘発性ジスキネジアのことを言い、身体の各所で不随意運動（意思とは関係ない動作）が起こります。手足をクネクネ動かしたり、舌や口をモグモグ動かす動作がみられます。

● **ジストニア（ジストニー）**

dystonia

筋肉の異常な持続的収縮が起こり、手足や体幹のねじれ、姿勢異常の要因とされています。

● **衝動制御障害**（しょうどうせいぎょしょうがい）

impulse control disorder：ICD

衝動が自分で抑えられない状態です。生活が破綻する可能性があっても賭博（ギャンブル）を繰り返したり、病的な性欲の亢進、過剰で無計画な買い物を繰り返したりします。暴食などの行動としてあらわれることがあります。

● **持続陽圧呼吸療法**（じぞくようあつこきゅうりょうほう）

continuous positive airway pressure：CPAP

鼻マスクを密着させて加圧した空気を鼻から送り

込み、気道を広げて、睡眠中の気道の閉塞（無呼吸）を防ぐ機械を使用した治療法です。睡眠時無呼吸症候群などに適用されます。

● 睡眠ポリグラフ検査（すいみんぽりぐらふけんさ）

polysomnogram

機器を用いて脳波，顎の動き，眼球運動，呼吸運動，動脈血酸素飽和度，心電図，下肢の筋電図などを同時に記録し、睡眠の量や質を評価する検査です。睡眠時無呼吸症候群や、レム睡眠行動異常症の診断に用いることもあります。

● 睡眠時無呼吸症候群（すいみんじむこきゅうしょうこうぐん）

sleep apnea syndrome：SAS

睡眠時に何らかの要因で上気道が狭くなり、低呼吸または無呼吸を繰り返し、いろいろな合併症（高血圧、脳卒中、心筋梗塞など）を引き起こします。

● すくみ足

freezing of gait

歩行時に足を出そうとしても床に張り付いたような形で動かせなくなり、小さな歩幅になる症状です。目印や掛け声でスムーズに歩行できることもあり、逆説的歩行とも呼ばれています。

た

● ドパミン：ドーパミン

dopamine

神経伝達物質の一種で、運動の調整、快感情、意欲、動機づけなどに関与しています。

● ドパミン調節異常症候群

dopamine dysregulation syndrome

ドパミン補充療法と関連して生じる行動障害を指します。主にドパミン補充薬への処方用量を超えて服用したくなる薬物の過剰服用や、病的な薬物使用形態をとります。一種のドパミン補充薬物依存症です。

● 突進歩行（とっしんほこう）・加速歩行（かそくほこう）

すくみ症状の一つです。歩行スピードがだんだんと上がっていき、自分では止められない歩行が特徴です。姿勢反射障害、すくみ足と相まって、転倒しやすくなります。

● 突発性睡眠（とっぱつせいすいみん）

sudden onset of sleep：SOOS

日中、日常生活を送っているときに突然に眠り込んでしまい、数分で目覚める発作症状です。車の運転時は交通事故となる危険があります。非麦角系のドパミン受容体作動薬（ドパミンアゴニスト）との関連が指摘されています。

な

● 脳深部刺激療法（のうしんぶしげきりょうほう）

deep brain stimulation：DBS

脳の特定の部位に外科手術により電極を留置して電気刺激を与え、さまざまな神経症状を軽減する治療法です。多くの場合は視床下核脳深部刺激療法を指し、オフ症状の改善とオフ時間の短縮などが効果として認められます。

は

● 歯車様筋強剛（はぐるまようきんきょうごう）・
　歯車現象（はぐるまげんしょう）

cogwheel phenomenon

四肢の関節を他動的に曲げ伸ばしした時に、歯車の様に規則的な引っ掛かり様の抵抗を感じる筋強剛の症状です。パーキンソン病従来の筋強剛に振戦が合わさった症状とされています。

● パーキンソン症候群（ぱーきんそん）

パーキンソン病以外の変性疾患、脳血管疾患、薬剤による影響などによりパーキンソン病と似た症状を呈する状態をいいます。

● パーキンソン病統一スケール

Unified Parkinoson's Disease Rating Scale：UPDRS

パーキンソン病の症状を定量化するツールとして用いられています。新たなバージョンとしてMDS-UPDRS（International Parkinson and Movement Disorder Society：MDS sponsored revision）があり、日本語にも翻訳され使用されています。Ⅰ～Ⅵのパートに分かれ、非運動症状、ADL、運動症状、合併症について、質問と症状診察により点数化できます。

● パーキンソン病認知症

Parkinson's disease with demetia：PDD

パーキンソン病特有の認知機能障害を指します。注意・見当識、遂行機能、記憶、言語、視空間認知の領域に障害がみられます。比較的症状の軽いもの、単一領域の障害を軽度認知機能障害（mild cognitive impairment in Parkinson's disease：PD-MCI）としています。

Ⅶ
その他

● ブリストルスケール
Bristol stool form scale
排便の性状を診断するスケールで形状と硬さをイラスト付きで7段階に分類しています。（1.コロコロ便、2.硬い便、3.やや硬い便、4.普通便、5.やや軟らかい便、6.泥状便、7.水様便）

● ホーン（ホーエン：ヘーン）・ヤール重症度分類
Hoehn-Yahr 重症度分類
パーキンソン病の重症度分類として用いられ、運動症状の進行（重症度）を1～5度に分けています。（1度：片側症状、2度：両側症状、3度：姿勢反射障害が出現するが歩行などの日常生活が自立レベル、4度：日常生活に一部介助が必要レベル、5度：全介助で寝たきりレベル）

● 膀胱訓練（ぼうこうくんれん）
過活動膀胱の非薬物療法の一つです。尿意を感じても少し我慢して、膀胱内の蓄尿量を増大させていく方法です。

ま

● 無動・寡動（むどう・かどう）
パーキンソン病の代表的な運動症状の一つです。運動開始の遅れや運動減少、動作の緩慢さがみられるのが特徴です。日常生活全般に大きく影響を与える症状です。

● 網状青斑（もうじょうせいはん）
livedo reticularis
パーキンソン病の自律神経障害の伴う皮膚症状であり、主に下肢に網目状の暗紫色の血行不全がみられるのが特徴です。

や

● 有痛性筋痙攣（ゆうつうせいきんけいれん）
俗にいう「こむら返り」で足がつった状態です。発作的に筋肉の強い収縮を起こし、痙攣となり強い痛みを伴います。パーキンソン病の場合、不眠の要因として挙げられています。

ら

● レストレスレッグス症候群・下肢静止不能症候群（かしせいしふのうしょうこうぐん）・むずむず脚症候群（あししょうこうぐん）
restless legs syndrome：RLS
下肢がムズムズするような異常感覚を感じ、足を無性に動かしたくなる症状で、動かさないと増強し、動かすと軽減する特徴があります。

● レビー小体
Lewy body
神経細胞質内に見られる異常な封入体（異常な物質の集積により形成される細胞内の塊）であり、パーキンソン病との関与が考えられています。主な構成成分がαシヌクレインであることがわかっています。

● レム（REM）睡眠行動（異常症）障害
rapid eye movement sleep behavior disorder: RBD
レム睡眠期に筋弛緩せず、見た夢のまま大声を上げたり激しい動作を取ります。通常の人であればレム睡眠期には筋弛緩しており、行動することはありません。パーキンソン病の場合、発症前から先行した症状としてみられることもあります。

（山下哲平）

索引

数字

1-methyl-4-phenyl-1,2,3,6-tetrahydropyridine
· 16
四大症状 · · · · · · · · · · · · · · · 14, 31

欧文

bradykinesia · · · · · · · · · · · · 107
CDS · · · · · · · · · · · · · · · · · 63
COMT 阻害薬 · · · · · · · · · · · · · 23
continuous dopaminergic stimulation · · 63
continuous positive airway pressure · · 57
CPAP · · · · · · · · · · · · · · · · · 57
cue · · · · · · · · · · · · · · · · 102, 103
DBS · · · · · · · · · · · · · · · · · 21
DCI 配合薬 · · · · · · · · · · · · · · · 22
deep brain stimulation · · · · · · · · · · 21
dementia in Parkinson disease · · · · · · 66
dopamine dysregulation syndrome · · · 62
Hoehn-Yahr 重症度分類 · · · · · · · 15, 79
LSVT BIG® · · · · · · · · · · · · · · · 26
LSVT LOUD® · · · · · · · · · · · · · · 26
L-ドパ · · · · · · · · · · · · · · · 20, 22
L-ドパ渇望 · · · · · · · · · · · · · · · 115
L-ドパ腸管内持続投与療法 · · · · · · · · · 22
MAO-B · · · · · · · · · · · · · · · · · 20
MAO-B 阻害剤 · · · · · · · · · · · · · · 22
MCI · · · · · · · · · · · · · · · · · · 67
MDS-UPDRS · · · · · · · · · · · · · · 35
meta-iodobenzylguanidine · · · · · · · · 18
MIBG · · · · · · · · · · · · · · · · · · 18
micrographia · · · · · · · · · · · · · · 113
mild cognitive impairment · · · · · · · · · 67
Movement Disorder society-sponsored revision
· 35
MPTP · · · · · · · · · · · · · · · · · 16
NaSSA · · · · · · · · · · · · · · · · · 61
no-on · · · · · · · · · · · · · · · · · 21

noradrenergic and specific antidepressant
· 61
on-off 現象 · · · · · · · · · · · · · 21, 79
on の遅れ · · · · · · · · · · · · · · · · 21
on の消失 · · · · · · · · · · · · · · · · 21
Parkinson disease · · · · · · · · · · · · 3
PD · · · · · · · · · · · · · · · · · · · 3
PDD · · · · · · · · · · · · · · · · · · 66
PD-MCI · · · · · · · · · · · · · · 66, 67
PIGD · · · · · · · · · · · · · · · · · · 99
postual instability and gait difficulty · · · 99
pull-test · · · · · · · · · · · · · · · · 38
punding · · · · · · · · · · · · · · · · 62
rapid eye movement sleep behavior disorder
· 52, 54
RBD · · · · · · · · · · · · · · · · 52, 54
REM 睡眠行動異常症 · · · · · · · · 54, 184
restless legs sydrome · · · · · · · · 52, 54
RLS · · · · · · · · · · · · · · · · 52, 54
SDQ · · · · · · · · · · · · · · · · · · 79
serotonin noradrenaline reuptake inhibitor
· 61
serotonin selective reuptake inhibitor
· 61
SNRI · · · · · · · · · · · · · · · · · · 61
SSRI · · · · · · · · · · · · · · · · · · 61
swallowing disturbance questionnaire
· 79
unified Parkinson's Diseas Rating Scale
· 33
UPDRS · · · · · · · · · · · · · · · · · 33
VF · · · · · · · · · · · · · · · · · · · 125
videofluoroscopic examination of swallowing
· 125
wearing off phenomenon · · · · · · · · · 21
wearing off 現象 · · · · · · · · · · · · · 79

索引

α-シヌクレイン ・・・・・・・・・・・・・・ 15

あ行

アカシジア ・・・・・・・・・・・・・・・・ 71
悪性症候群 ・・・・・・・・・・・・ 134, 181
アデノシン A2A 受容体拮抗薬 ・・・・・・・ 23
アドヒアランス ・・・・・・・ 20, 119, 181
アパシー ・・・・・・・・・・・・・・ 60, 181
アポモルヒネ ・・・・・・・・・・・・ 20, 22
アマンタジン ・・・・・・・・・・・・・・ 23
アルファ（α）シヌクレイン ・・・・・ 181
イストラデフィリン ・・・・・・・・・・・ 23
痛み ・・・・・・・・・・・・・・・・・・ 70
遺伝性 ・・・・・・・・・・・・・・・・・ 14
移動 ・・・・・・・・・・・・・・・・・・ 97
移動・活動 ・・・・・・・・・・・・・・ 174
胃内容排出遅延 ・・・・・・・・・・・・・ 46
医療保険制度 ・・・・・・・・・・・・・ 176
インターネット依存 ・・・・・・・・・・・ 62
咽頭ケア ・・・・・・・・・ 148, 156, 160
ヴァルサルヴァ法 ・・・・・・・・・・・・ 89
ウェアリングオフ ・・・・・・・・・・・ 181
うつ ・・・・・・・・・・・・・・・・ 60, 63
運動合併症 ・・・・・・・・・・・・ 21, 24
運動療法 ・・・・・・・・・・・・・・・・ 26
栄養状態 ・・・・・・・・・・・・・・・・ 84
エネルギー摂取量 ・・・・・・・・・・・・ 73
鉛管現象 ・・・・・・・・・・ 32, 34, 181
嚥下障害質問票 ・・・・・・・・・・・・・ 79
嚥下造影検査 ・・・・・・・・・・ 125, 168
嚥下内視鏡 ・・・・・・・・・・・・・・ 168
嚥下の評価 ・・・・・・・・・・・・・・ 168
嚥下機能評価 ・・・・・・・・・・・・・・ 79
オピオイド製剤 ・・・・・・・・・・・・・ 71
オン・オフ ・・・・・・・・・・・・・・ 181
オンオフ現象 ・・・・・・・・・・・・・・ 79
音楽療法士 ・・・・・・・・・・・・・・・ 25

オンの消失 ・・・・・・・・・・・・・・ 181
温浴刺激看護療法 ・・・・・・・・・・・ 141

か行

臥位高血圧 ・・・・・・・・・ 44, 136, 181
介護保険福祉制度 ・・・・・・・・・・・ 176
外舌筋 ・・・・・・・・・・・・・・・・ 150
買い物依存 ・・・・・・・・・・・・・・ 114
会話 ・・・・・・・・・・・・・・・・・ 112
過活動膀胱 ・・・・・ 43, 48, 91, 93, 181
核医学検査 ・・・・・・・・・・・・・・ 181
核上性眼球運動障害 ・・・・・・・・・・・ 14
過食 ・・・・・・・・・・・・・・・・・ 62
加速歩行 ・・・・・・・・・・・・・・・ 183
カテコール-O-メチル基転移酵素阻害薬 ・・ 23
仮面様顔貌 ・・・・・・・・・ 32, 112, 182
カルビドパ水和物配合剤 ・・・・・・・・ 22
感覚障害 ・・・・・・・・・・・・・ 69, 70
感覚鈍麻 ・・・・・・・・・・・・・・・ 60
観察 ・・・・・・・・・・・・・・・・・ 172
緩和ケア ・・・・・・・・・・・・・・・ 70
奇異性収縮 ・・・・・・・・・・・・・・ 182
基底核運動回路活動異常 ・・・・・・・・・ 17
機能性尿失禁 ・・・・・・・・・・・・・・ 95
逆流 ・・・・・・・・・・・・・・・・・ 82
逆流性食道炎 ・・・・・・・・・・・・・ 182
キュー ・・・・・・・・・・・・ 102, 103
嗅覚障害 ・・・・・・・・・・・・・・・ 69
嗅覚低下 ・・・・・・・・・・・・・・・ 70
協調運動不良 ・・・・・・・・・・・・・ 151
局所性ミオパチー ・・・・・・・・・・・ 81
起立性低血圧 ・・・・・ 44, 80, 136, 182
筋強剛 ・・・・・・・・・ 31, 34, 81, 182
筋固縮 ・・・・・・・・・・ 31, 34, 182
筋骨格 ・・・・・・・・・・・・・・・・ 71
空腸投与用L-ドパ ・・・・・・・・・・・ 22
首下がり ・・・・・・・・・・・・・・・ 40

くるりーなブラシ ・・・・・・・・・・ 153
痙性 ・・・・・・・・・・・・・・・・・・ 35
軽度認知機能障害 ・・・・・・・・・・ 66
外科的治療 ・・・・・・・・・・・・・・ 24
下剤 ・・・・・・・・・・・・・・・・・・ 88
血圧変動 ・・・・・・・・・・・・ 89, 136
潔癖 ・・・・・・・・・・・・・・・・・ 115
幻覚妄想 ・・・・・・・・・・・・・・・ 62
言語聴覚療法 ・・・・・・・・・・・・・ 26
更衣 ・・・・・・・・・・・・・・・・・ 105
更衣・整容 ・・・・・・・・・・・・・ 174
更衣動作 ・・・・・・・・・・・・・・・ 106
抗うつ薬 ・・・・・・・・・・・・・・・ 71
口角炎 ・・・・・・・・・・・・・・・・ 149
口渇 ・・・・・・・・・・・・・・・・・・ 94
口腔ケア ・・・・・・・・・・・ 148, 155
口腔体操 ・・・・・・・・・・・・・・・ 149
口腔内環境 ・・・・・・・・・・・・・・ 172
口腔内乾燥 ・・・・・・・・・・・・・・ 148
口腔の協調運動 ・・・・・・・・・・・ 159
口腔リハビリテーション ・・・・ 148, 154, 155
高血圧 ・・・・・・・・・・・・・・・・・ 43
抗コリン薬 ・・・・・・・・・・・・・・ 23
拘縮 ・・・・・・・・・・・・・・・・・・ 35
公的支援 ・・・・・・・・・・・・・・・ 176
抗てんかん薬 ・・・・・・・・・・・・・ 71
行動異常 ・・・・・・・・・・・・・・・ 62
肛門括約筋収縮 ・・・・・・・・・・・ 182
誤嚥 ・・・・・・・・・・・・・・・・・ 125
小声 ・・・・・・・・・・・・・・・・・ 113
腰曲がり ・・・・・・・・・・・・・・・ 40
固縮 ・・・・・・・・・・・・・・・・・ 165
骨盤底筋群 ・・・・・・・・・・・・・・ 91
骨盤底筋訓練 ・・・・・・・・・・・・ 182
孤発性 ・・・・・・・・・・・・・・・・・ 14
コミュニケーション ・・・・・・・・ 111, 175

コミュニティー ・・・・・・・・・・・ 176

さ行

残尿 ・・・・・・・・・・・・・・・・・・ 92
視床下核 ・・・・・・・・・・・・・・・ 16
ジスキネジア ・・・・・・・・・・ 21, 182
ジストニア ・・・・・・ 71, 81, 125, 182
姿勢 ・・・・・・・・・・・・・・・・・ 174
姿勢異常 ・・・・・・・・・・・・・・・ 40
姿勢反射 ・・・・・・・・・・・・・・・ 38
姿勢反射障害 ・・・・・ 15, 31, 38, 97, 182
歯石 ・・・・・・・・・・・・・・・・・ 149
持続陽圧呼吸療法 ・・・・・・・・ 56, 182
舌ストレッチ ・・・・・・・・・・ 155, 162
舌のリハビリテーション ・・・・・・ 164
社会的コミュニケーション ・・・・・・ 112
若年性パーキンソン病 ・・・・・・・・ 14
シャルコー ・・・・・・・・・・・・・・ 14
集学的リハビリテーション ・・・・・ 25
手指の変形 ・・・・・・・・・・・・・ 106
小字症 ・・・・・・・・・・ 32, 112, 182
衝動制御障害 ・・・・・・・ 62, 115, 182
常同反復動作 ・・・・・・・・・・・・ 182
食塊形成 ・・・・・・・・・・・・・・・ 158
食後低血圧 ・・・・・・・・・・・・・・ 77
食後膨満感 ・・・・・・・・・・・・・・ 43
食事 ・・・・・・・・・・・・・・・ 77, 172
食事環境 ・・・・・・・・・・・・・・・ 80
食事行動・動作 ・・・・・・・・・・・ 172
食事性低血圧 ・・・・・ 44, 79, 80, 136, 182
食事動作 ・・・・・・・・・・・・・・・ 82
食物残渣 ・・・・・・・・・・・・・・・ 149
自律神経障害 ・・・・・・ 43, 81, 100, 109
脂漏性皮膚炎 ・・・・・・・・・・ 105, 109
腎盂腎炎 ・・・・・・・・・・・・・・・ 93
侵害受容性疼痛 ・・・・・・・・・・・ 71
神経障害 ・・・・・・・・・・・・・・・ 71

索引

神経障害性疼痛	71
神経症状	174
進行期	20
振戦	31, 36, 182
身体障害者福祉法	176
診断	18
錐体路徴候	14
睡眠関連呼吸障害	52
睡眠時無呼吸症候群	56, 183
睡眠障害	51, 54
睡眠ポリグラフ検査	183
すくみ足	40 98, 183
すり減り現象	21, 79
性活動の亢進	62
正常基底核回路	16
精神症状	59, 60, 114
性欲亢進	115
舌小帯	165
舌尖	150
舌苔	151
切迫性尿失禁	93
セロトニン・ノルアドレナリン再取り込み阻害薬	61
線条体	16
全身状態	172
選択的セロトニン再取り込み阻害薬	61
ゾニサミド	23

た行

体幹バランス運動	146
体重減少	69, 72
大脳基底核	16
多系統萎縮症	93
多剤処方	117
立ち直り反射	38
脱炭酸酵素阻害薬配合剤	22
弾性ストッキング	44

淡蒼球	16
チェックリスト	172
蓄尿障害	43, 93
窒息	124
知的機能障害	14
注意障害	66
注射製剤	20
中枢性	71
長潜時反射	39
腸閉塞	134
低栄養	69, 72
低血圧	43
転倒リスク	89, 98, 128
動作緩慢	107
ドーパミン	183
頭部落下徴候	34
努責困難	85, 86
突進現象	32
突進歩行	183
突発性睡眠	183
ドパミン	183
ドパミンアゴニスト	20, 22
ドパミン欠乏	17
ドパミン作動薬	61
ドパミン受容体作動薬	22
ドパミン調節異常症候群	62, 183
ドパミン補充療法	62
ドロキシドパ	23

な行

ナーシングバイオメカニクス	141
ナーシングムーブメントプログラム	140
内舌筋	165
内服管理	117, 119
難病医療費助成制度	176
日内変動	21, 174, 181
日中頻尿	93

尿意切迫感 ・・・・・・・・・・・・・・・ 92	ふぁんふぁんブラシ ・・・・・・・・・・・ 156
尿閉 ・・・・・・・・・・・・・・・・・・・・ 93	服薬アドヒアランス ・・・・・・・・・・・ 121
認知機能障害 ・・・・・・・・・・・・ 65, 66	服薬管理 ・・・・・・・・・・・・・・・・ 175
眠気 ・・・・・・・・・・・・・・・・・・・ 56	不顕性誤嚥 ・・・・・・・・・・・・・・・ 126
脳深部刺激療法 ・・・・・・・・・・ 21, 183	不随意運動 ・・・・・・・・・・・・・・・ 21
ノルアドレナリン・セロトニン作動性抗うつ薬	舟こぎ運動 ・・・・・・・・・・・・・・・ 145
・・・・・・・・・・・・・・・・・・・・・ 61	舟こぎ呼吸 ・・・・・・・・・・・・・・・ 145
ノンアドヒアランス ・・・・・・・・・・ 119	不眠 ・・・・・・・・・・・・・・・・・・・ 52
は行	プラーク ・・・・・・・・・・・・・・・・ 154
パーキンソニズム ・・・・・・・・・・・ 16	ブリストルスケール ・・・・・・・・・・ 184
パーキンソン ・・・・・・・・・・・・・・ 14	ふるえ ・・・・・・・・・・・・・・・・・ 36
パーキンソン症候群 ・・・・・・・ 10, 18, 183	プレガバリン ・・・・・・・・・・・・・・ 71
パーキンソン病 ・・・・・・・・・・・ 10, 14	ヘッドアップティルト試験 ・・・・・・・・ 45
パーキンソン病統一スケール ・・・・・ 183	片側症状 ・・・・・・・・・・・・・・・・ 15
パーキンソン病認知症 ・・・・・・・ 66, 183	便秘 ・・・・・・・・・・・・・・・ 46, 85, 86
肺炎 ・・・・・・・・・・・・・・・・・・ 124	膀胱炎 ・・・・・・・・・・・・・・・・・ 93
排尿 ・・・・・・・・・・・・・・・・ 91, 173	膀胱訓練 ・・・・・・・・・・・・・・・ 184
排尿障害 ・・・・・・・・・・・・ 52, 92, 93	暴食 ・・・・・・・・・・・・・・・・・ 115
排便 ・・・・・・・・・・・・・・ 85, 86, 173	ホーン・ヤール重症度分類 ・・ 15, 79, 177, 184
排便習慣 ・・・・・・・・・・・・・・・ 173	歩行障害 ・・・・・・・・・・・・・・・・ 98
排便状況 ・・・・・・・・・・・・・・・ 173	保清 ・・・・・・・・・・・・・・・・・ 105
歯車現象 ・・・・・・・・・・・・・ 34, 183	保清ケア ・・・・・・・・・・・・・・・ 109
歯車様筋強剛 ・・・・・・・・・・・・・ 183	**ま行**
発汗過多 ・・・・・・・・・・ 105, 106, 109	末梢性ドパ ・・・・・・・・・・・・・・・ 22
発振現象 ・・・・・・・・・・・・・・・ 37	麻痺性イレウス ・・・・・・・・・・・・ 134
歯磨き ・・・・・・・・・・・・・・・・ 148	ミニモアブラシ ・・・・・・・・・・・・ 165
バランスボール ・・・・・・・・・・・ 140	ムーブメントセラピー ・・・・・・・・・ 141
反射性活動 ・・・・・・・・・・・・・・ 35	無感情 ・・・・・・・・・・・・・・・・・ 60
バンディング ・・・・・・・・・・・・・ 62	むし歯 ・・・・・・・・・・・・・・・・ 149
悲観 ・・・・・・・・・・・・・・・・・ 114	矛盾性運動 ・・・・・・・・・・・・・・ 113
非ステロイド性鎮痛剤 ・・・・・・・・・ 71	むずむず脚症候群 ・・・・・・・・・・・ 54
非薬物治療 ・・・・・・・・・・・・・・ 66	無動・寡動 ・・・・・・・・・・ 31, 32, 184
病的ショッピング ・・・・・・・・・・・ 62	モノアミン酸化酵素B阻害剤 ・・・・・・・ 22
病的賭博 ・・・・・・・・・・・・・・・ 114	網状青斑 ・・・・・・・・・・・・・・・ 184
疲労 ・・・・・・・・・・・・・・ 69, 72, 83	**や行**
頻尿 ・・・・・・・・・・・・・・・・・ 91	夜間高血圧 ・・・・・・・・・・・・・・ 136

索引

夜間頻尿 ・・・・・・・・・・・・・・・ 51, 52, 93
薬剤 ・・・・・・・・・・・・・・・・・・・・ 22
薬物管理方法 ・・・・・・・・・・・・・ 175
薬物治療 ・・・・・・・・・・・・・・・21, 67
薬物のアドヒアランス ・・・・・・・・・・ 175
有痛性筋痙攣 ・・・・・・・・・・・・・・ 184
用手微振動 ・・・・・・・・・・・・・110, 141
抑うつ ・・・・・・・・・・・・・・・・・ 114

ら行

ラジオアイソトープ検査 ・・・・・・・・・ 181
リハビリテーション ・・・・・・・・・・・・ 24
流涎 ・・・・・・・・・・・・・・・・・・32, 46
両側症状 ・・・・・・・・・・・・・・・・・ 15
レストレスレッグス症候群 ・・ 51, 52, 54, 184
レビー小体 ・・・・・・・・・・・・・・15, 184
レボドパ ・・・・・・・・・・・・・・・・・ 22
レム睡眠行動障害 ・・・・・・・・・・・・ 184

おわりに

　わが国におけるパーキンソン病患者は、16万人にのぼると推測されています。主として高齢者に発症することから、超高齢社会の進行にともないさらに増加するものと考えられます。

　加齢に伴い、運動能力も低下する高齢者であるパーキンソン病患者の日常生活のQOL（quality of life）を可能な限り高く維持するための看護は、ますます重要なものとなります。

　本書は、罹病患者が多いにもかかわらず、社会的にも臨床看護においても意外と理解が進んでいないパーキンソン病看護について、臨床看護から在宅訪問看護実践はもちろん、看護教育に携わる者も含め、従来の実践から得られた成果や問題をまとめたものです。

　これまで家族や施設職員の方々から寄せられた「もっとわかりやすいいテキストや、DVDがあるとチームやステーションのスタッフにも伝えられる」とのご意見に応えるべく、イラストの多用や、マインドマップ®によって、まず視覚的にわかりやすく患者さんや家族の皆さんにも理解できるよう工夫されています。さらにパーキンソン病看護の専門的な実践研究に進みたい看護者のために、文献の収集にも努めています。当然のことながら、疾患の基本となる臨床医学の領域からの記述にも、平易な文章で読み進められるよう可能な限りの誌幅を割いております。実践の中には興味深い発見や、それらについての実践の糸口となる成果などについても提案すべきか検討しましたが、今回は広く受け入れられている看護の方法、またエビデンスが確立しているものを優先して紹介することにしました。

　著者らは、先人達が築いてきた看護の成果に科学の光を当て、これまで研究してきた幅広い理論と実践の統合から解決方法を見い出し、新しいパーキンソン病ケアのブレークスルーにつなげていきたいと考えました。本書を手に取られた皆様からの率直なご意見が寄せられることを期待しています。

2019年1月

筑波大学名誉教授　紙屋克子

パーキンソン病の看護と日常生活支援
ー在宅看護・地域医療にかかわる全スタッフ必携！

2019年4月1日発行　第1版第1刷©
2024年6月10日発行　第1版第3刷

監　修　紙屋　克子
医療監修　丸本　浩平
編　集　山下　哲平
著　パーキンソン病看護研究会
発行者　長谷川　翔
発行所　株式会社メディカ出版
　　　　〒532-8588
　　　　大阪市淀川区宮原3-4-30
　　　　ニッセイ新大阪ビル16F
　　　　https://www.medica.co.jp/
編集担当　藤野美香
装　幀　くとうてん
イラスト　柏原真由美／副島和美
印刷・製本　株式会社シナノ パブリッシング プレス

本書の複製権・翻訳権・翻案権・上映権・譲渡権・公衆送信権（送信可能化権を含む）は、（株）メディカ出版が
保有します。

ISBN978-4-8404-6595-3　　　　　　　　　　　　　　　Printed and bound in Japan

当社出版物に関する各種お問い合わせ先（受付時間：平日9：00～17：00）
●編集内容については、編集局 06-6398-5048
●ご注文・不良品（乱丁・落丁）については、お客様センター 0120-276-115